临床护理质量管理实践

——如果质量会说话

主编◎王贺　宋科　张芬

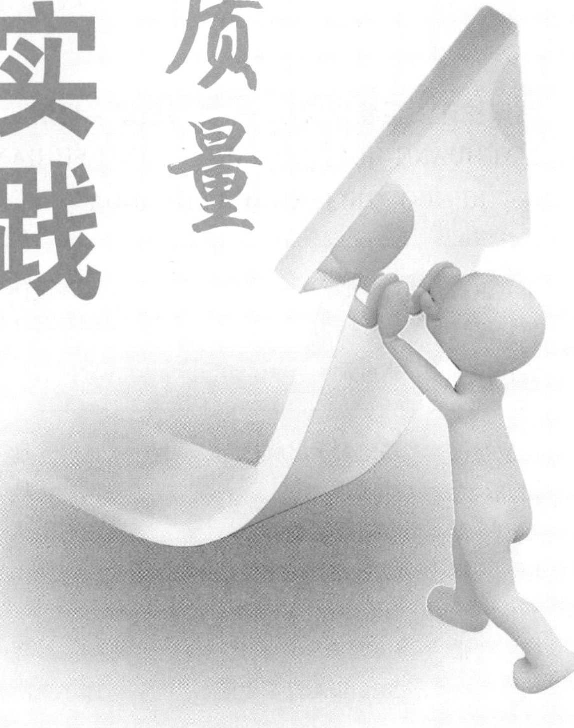

郑州大学出版社

图书在版编目(CIP)数据

临床护理质量管理实践：如果质量会说话 / 王贺，宋科，张芬主编. — 郑州：郑州大学出版社，2022. 4
ISBN 978-7-5645-8593-8

Ⅰ. ①临… Ⅱ. ①王…②宋…③张… Ⅲ. ①护理-质量管理 Ⅳ. ①R47

中国版本图书馆 CIP 数据核字(2022)第 051881 号

临床护理质量管理实践——如果质量会说话
LINCHUANG HULI ZHILIANG GUANLI SHIJIAN
——RUGUO ZHILIANG HUI SHUOHUA

策划编辑	薛 晗	封面设计	曾耀东
责任编辑	薛 晗	版式设计	凌 青
责任校对	张彦勤	责任监制	凌 青 李瑞卿
出版发行	郑州大学出版社	地 址	郑州市大学路 40 号(450052)
出 版 人	孙保营	网 址	http://www.zzup.cn
经 销	全国新华书店	发行电话	0371-66966070
印 刷	河南文华印务有限公司		
开 本	710 mm×1 010 mm 1 / 16		
印 张	10.75	字 数	189 千字
版 次	2022 年 4 月第 1 版	印 次	2022 年 4 月第 1 次印刷
书 号	ISBN 978-7-5645-8593-8	定 价	39.00 元

作者名单

主　编	王　贺	宋　科	张　芬
副主编	朱可可	郑　蕾	司晓娜
	赵玉洁	贾美云	曹　珊
	马慧玲	秦元梅	刘玲霞
	刘　姝	井晓磊	
编　委	李伟丽	王红业	王　屹
	鲁　杰	杜丽萍	刘文文
	侯晓丽	王文静	刘亚杰
	郑　珊	田作荣	张会聪
	张保江	刘珍英	赵金艳
	李瑞英	阎振华	马黛卿
	付晓丽	王俊英	杨敬随
	王雪艳	陈　鹏	李　凯
	李瑞婧	杨　柳	李艳丽
	董慧君	田　娅	荆　山
	张　丽	张朋真	常　娟
	王　芳	韩慧娟	王亚静
	赵　宁	敬　丽	张向阳

序

质量是企业发展的根本，质量管理是为了实现质量目标而进行的所有管理性质的活动，美国的质量管理大师德鲁克认为“质量就是满足需要”；同样，质量管理大师朱兰认为“21 世纪是质量的世纪”。随着现代科学技术的发展和全球经济一体化进程的加速，质量一词的内涵越来越广泛而深刻。21 世纪的质量和质量管理与 20 世纪相比，其内涵与外延尽管都发生了巨大的变化，但是无论时代怎样变化，质量管理依然是一个永不过时的话题。

在医疗机构中，医疗质量是医护工作的根本，也是医院的核心，护理质量作为医疗质量的重要组成部分，护理管理者承担着重要责任。护理质量管理是撬动整个护理管理走向科学化、规范化的重要力量，也是提升学科水平及专业自信的重要体现，更重要的是，科学的护理质量管理能持续改进护理服务并使其保持良好的水平，让患者得到安全、高质量的照顾。护理质量评价与管理实践源于南丁格尔时代，她在护理笔记中详细写道：好的护理工作的所有成果都很有可能因为犯了一个错误而全部付诸东流，那就是关于精细安排的问题，或者换个说法，也就是说是否知道怎样安排当你在的时候做什么，你不在的时候又该做什么。同时她在《护理札记》中详细讲述了“负责”的含义：“负责”也不是要你自己去做每一件事，也不是说每一件事情都要指派很多的人去做，而是要保证每一个你指定去做某件事的人确实完成了他的工作，就比如新鲜空气和及时的照顾对患者来说，在星期一和星期二同样重要。由此可见，护理质量全过程管理和精细化管理是从护理的起源开始的，高质量的护理专业服务，不仅需要有同情关怀之心，更需要高度的专业责任心，保障护理质量。

护理工作是健康中国建设的重要组成部分，护理服务质量与人民群众的健康和安全密切相关，特别是在抗击新型冠状病毒肺炎等重大突发公共卫生事件中，广大护理人员始终以守护患者生命和人民健康为使命做出了重要贡献。近年来，我国护理事业快速发展，护理队伍不断壮大，护理质量管理实现了制度化、规范化及科学化的跨越式发展，特别是2016年国家护理质量数据平台的建立，被记入中国护理事业大事记，以数据和问题为导向的护理质量管理模式正在逐步形成，以数据为决策依据的质量管理模式也显现雏形。在取得成绩的同时，管理者仍需清晰地认识到护理质量中的短板和弱项，在护理学科发展的道路上，无论是基础质量还是专科质量，护理质量评价与管理都应以护理专业标准为依据、以指标体系为切入点、以绩效管理为激励手段、以护理岗位管理为基础、以信息化为支撑，构建以患者健康为目标的质量管理体系，同时管理者更应重视护理队伍“质量管理能力及领导力”的培养，提升质控管理能力，助力护理事业高质量发展。

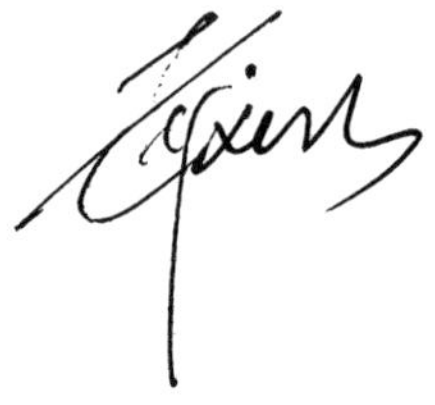

河南省疾病预防控制中心主任、医学博士　郝义彬

前言

护理质量是衡量医院护理服务水平的重要标志，它直接影响着医院的临床医疗质量、社会形象和经济效益等；护理质量也是护理价值的集中体现，是患者对健康的感知，是护理管理的核心；2016年5月，国家护理质量数据平台建立，对护理质量管理的科学化有着里程碑式的意义，同年，在国家卫生计生委医院管理研究所（现国家卫生健康委医院管理研究所）护理中心的指导下，护理质量指标研发小组编写了《护理敏感质量指标实用手册（2016版）》，指导各医院运用科学的工作测量现状、发现问题、持续改善，为各医院开展专科护理质量改善提供了借鉴和参考。

我院自2016年，首批加入国家护理质量数据平台，开始以科学化方法监测护理敏感质量指标，并通过平台提供各项指标的全国/河南省参考值，进行全院以及病区质量监测、对比，让管理者掌握现状、寻找差距，继而进行质量的全面分析、持续改善，并在护理人力优化、跌倒管理、非计划性拔管及导管感染等方面取得了阶段性成效。2017年12月，我院开始探索专科护理指标，将查检表应用在专科护理指标的检测和改善中，并在全院进行实践，大部分科室取得了专项质量改善阶段性成果。2019年12月，我院开始探索在专科开展系统的专科质量指标体系的构建及实施，选取了神经内科系统、心内科系统、呼吸内科系统、骨科系统进行实践，建立了各专科护理质量管理评价标准，制定了相应集束化管理措施，促进了专科护理质量的提升。我院护理管理者在将近几年护理质量管理探索的过程中，形成的护理质量标准、评价体系及质量改善经验，编撰成了《临床护理质量管理实践—如果质量会说话》一书。

本书按照护理质量管理的基本过程“测量→判别→优势保持、短板改善”，立足于临床实践，力求精简和实用，在继承传统护理质量管理理论与方法的基础上，注重质量管理在临床实践能力中的培养，除通用的护理质量管理外，重点详述专科护理质量指标的目的及意义，国内外专科护理质量指标现状，专科护理质量指标检测原则、特性及流程，以及专科护理质量指标管理标准、评价标准的建立及应用。全书共六章，具体包括绪论、护理质量管理实施、护理敏感质量指标、专科护理质量指标、护理质量评价指标以及护理质量改善案例，内容中既介绍了质量管理理论，也介绍了质量管理工具、方法与实践经验，特别是文中的护理质量改善案例增强了本书的可读性和指导性，本书在有限的篇幅内较全面地展现了护理质量管理理论与实践的精髓。

本书在编写过程中，参阅了《三级医院评审标准(2020 年版)》《护理管理学》《护理敏感质量指标实用手册(2016 版)》《质控工具在护理管理中的应用》及诸多护理质量管理相关的文献资料，我们期望能与全国护理同仁分享护理质量管理经验，为不同级别医疗结构临床护理管理者实施护理质量改进提供科学依据，为临床护理质量提升提供管理工具、为临床护士实践提供指导和借鉴模板。

对于本书中的每一位作者及护理质量改善案例分享者，我们真诚地感谢他们在平凡岗位上的默默付出。限于我们的经验和水平，书中难免有纰漏和不足，恳请读者批评雅正，同时也诚恳地希望各位读者、专家提出宝贵意见。

河南中医药大学人民医院
郑州人民医院护理部
2022 年 1 月

目 录

第一章 绪 论

护理质量是衡量医院护理服务水平的重要标志,也是护理管理的核心。随着社会发展、医学模式转变和人们生活水平的提高,护理质量被赋予更深层次的内涵,从传统的仅针对临床护理技术的质量管理扩展为对患者、护士、工作系统、经济效益等全方位的质量管理。护理质量管理研究着重于探讨各种护理质量评价指标或体系的构建、质量管理方法的选择和应用等,以保证优质高效的护理服务。此外,明确护士在质量管理中的作用、注重团队合作、注重过程管理和系统方法、强调持续改进等也是护理质量管理研究的重点。

第一节 质量管理相关概念

1. 质量　质量(quality)又称为品质。这个词常用于两个不同范畴:一方面是指“表示物体惯性大小的物理量”或“物体中所含物质的量”;另一方面是指产品或工作的优劣程度,管理学中是指第二种含义。国际标准化组织对质量的定义是:反映实体满足明确和隐含需要的能力的特性总和。

质量一般包含 3 层含义:规定质量、要求质量和魅力质量。规定质量是指产品或服务达到了预定的标准;要求质量是指产品或服务的特性满足了顾客的要求;魅力质量是指产品或服务的特性超出了顾客的期望。

2. 质量管理　质量管理(quality management)是组织为使产品、过程或服务满足质量要求,达到顾客满意而开展的策划、组织、实施、控制、检查、审核及改进等有关活动的总和。质量管理的核心是制定、实施和实现质量方针与目标,质量管理的主要形式是质量策划、质量控制、质量保证和质量改进。它是全面质量管理的一个中心环节。

3. 质量体系　质量体系(quality system)指为保证产品、过程或服务满足规定(或潜在)的要求,由组织机构、职责、程序、活动、能力和资源等构成的有机整体。按体系目的可分为质量管理体系和质量保证体系两类。

4. 质量控制　质量控制(quality control)是对影响服务质量的各环节、各因素制订相应的监控计划和程序，对发现的问题和不合格情况进行及时处理，并采取有效纠正措施的过程。质量控制强调满足质量要求，着眼消除偶发性问题，使服务体系保持在既定的质量水平。

5. 质量改进　质量改进(quality improvement)是为了向本组织及其顾客提供增值效益，在组织范围内采取措施提高质量效果和效率的活动过程。质量改进的目的是对某一特定的质量水平进行变革，使其在更高水平下处于相对平衡的状态。如护理质量持续改进，其目的就是使护理质量不断提高和改进。

第二节　质量观的演变

质量观(quality concept)是人们对质量的认识与看法。人们对质量的认知是一个发展变化的过程，它经历了 4 个不同的阶段。

一、符合性质量阶段

该理念始于 20 世纪 40 年代，其基本观点是：质量以符合现行标准的程度作为衡量依据。符合标准就是合格的产品，符合的程度反映了产品质量的水平。当确定的产品规格标准可以被有效地检查时，才能确定其产品的符合度；因此，使用符合性质量概念更适合于描述产品的标准化程度。

二、适用性质量阶段

该理念始于 20 世纪 60 年代，其基本观点是：质量应该以适合顾客需要的程度作为衡量的依据，就是从使用产品的角度来定义产品质量。从符合性到适用性，反映了人们在对质量的认识过程中，已经开始把顾客需求放在首要位置，两者根本的区别是：前者是以明确的规格作为生产过程中的检查标准；而后者则认为衡量产品最终的质量标准不仅是产品的规格，还应该包括客户“隐含”的期望。

三、满意性质量阶段

该理念产生于 20 世纪 80 年代。这一时期提出的全面顾客满意概念将质量管理带入了一个新的阶段，即全面质量管理(total quality management)阶段。全面质量管理的理念是组织应该以全面顾客满意为核心，它涉及组织运行的全部过程,组织的全体员工都应具有质量的责任。全面顾客满意不仅体现在产品整个生命周期中所有用户的满意,还应包括组织本身的满意,以及与自然、社会环境相适应。

某种程度上,质量管理已经不再局限于质量职能领域,而演变为一套以质量为中心,综合、全面的管理方式和理念。全面质量管理活动的兴起使质量管理更加完善,并成为一种新的科学化管理技术,目前 ISO9000 族质量管理体系标准,美国波多里奇国家质量奖、日本戴明质量奖等各种质量奖,都是以全面质量管理的理论和方法为基础的。

四、卓越性质量阶段

卓越性质量的核心是零缺陷。零缺陷管理的主旨是采取预防控制和过程控制,通过流程设计、优化与持续改进,达到零缺陷生产、降低成本、提高生产率和市场占有率以及顾客满意度和忠诚度的目的。六西格玛(6 sigma)管理是零缺陷质量管理思想在实践中的具体应用。20 世纪 90 年代,摩托罗拉、通用电气等世界顶级企业相继推行六西格玛管理,逐步确立了全新的卓越性质量观念。六西格玛的质量标准中,它的合格率达到99.999 66%,即每100 万次操作或服务机会中仅有 3.4 次错误,这几乎趋近于人类能够达到的最完美的境界,因此称为卓越质量。

纵观人类质量观的演变史,如果说符合性质量和适用性质量是为了防止顾客不满意,那么满意性质量和卓越性质量则是为了创造顾客的满意度和忠诚度。

第三节　护理质量管理概述

护理质量管理是护理管理的核心,也是护理管理的重要职能,直接反映护理工作的内涵和特点。护理质量不仅取决于护士的综合素质和技术水平,而且与护理管理方法和管理水平密切相关。科学、有效、严谨、完善的管理不仅是促进护理质量不断提高的重要保证,更是为患者提供安全护理的重要保障。因此,如何为患者提供全面、系统、高质量的护理服务,满足他们的需求,是护理管理者面临的主要任务。

一、护理质量管理的概念

护理质量管理(management of nursing quality)是指按照护理质量形成的过程和规律,对构成护理质量的各要素进行计划、组织、协调和控制,以保证护理工作达到规定的标准和满足服务对象需要的活动过程。开展护理质量管理,应注意以下要点:第一,必须建立完善的护理质量管理体系,并使之有效运行;第二,要制定合理的护理质量标准,使管理有据可循;第三,要对护理过程中构成护理质量的各要素按标准进行质量控制;第四,在护理质量管理过程中,各个环节相互制约、相互促进、不断循环、周而复始,质量逐步提高,形成一套质量管理体系和技术方法。

二、护理质量管理的基本原则

1. 以患者为中心原则　患者是医疗护理服务的中心,是医院赖以生存和发展的基础。以患者为中心的原则强调:无论是临床护理工作流程设计、优化,护理标准制定,还是日常服务活动的评价等管理活动都必须打破以工作为中心的模式,建立以尊重患者人格,满足患者需求,提供专业化服务,保障患者安全为核心的文化与制度。

2. 预防为主原则　在护理质量管理中树立第一次把事情做对(do things right at first time)的观念,对形成护理质量的要素、过程和结果的风险进行识别,建立应急预案,采取预防措施,降低护理质量缺陷的发生。应尽量采用事前控制的方式,防微杜渐,要知道质量是做出来的而不是检查出来的。

3. 全员参与原则　护理服务的每个环节和每个过程都是护士辛勤劳动的结果,各级护理管理者和临床一线护士的态度和行为直接影响着护理质量。因此,护理管理者必须重视人的作用,对护士进行培训和引导,增强护士的质量意识,使每一位护士都能自觉参与护理质量管理工作,充分发挥全体护士的主观能动性和创造性,不断提高护理质量。如品管圈管理,就是发挥全体护士,特别是临床一线护士的积极性,进行质量管理。

4. 基于事实的决策方法原则　有效的决策必须以充分的数据和真实的信息为基础。护理管理者要运用统计技术,对护理质量要素、过程及结果进行测量和监控,分析各种数据和信息之间的逻辑关系,寻找内在规律,比较不同质量控制方案的优劣,结合过去的经验和直觉判断,做出质量管理决策并采取行动,这是避免决策失误的重要原则。近年来,护理管理者通过对不良事件的采集、分析，获得护理质量管理的基本数据，并针对性地提出解决方案，就是基于事实的决策方法。

5. 持续改进原则　持续改进是指在现有服务水平上，不断提高服务质量及管理体系有效性和效率的循环活动。护理质量没有最好，只有更好，要强化各层次护士，特别是管理层护士追求卓越的质量意识，以追求更高的过程效率和有效性为目标，主动寻求改进机会，确定改进项目，而不是等出现了问题再考虑改进。

三、护理质量管理的基本标准

（一）标准及标准化的概念

1. 标准　是指为在一定范围内获得最佳秩序，对活动或其结果规定共同的和重复使用的规则、导则或特性的文件。它以科学技术和实践经验为基础，经有关方面协商同意，由公认的机构批准，以特定的形式发布，具有一定的权威性。我国的标准分为国家标准、行业标准、地方标准和企业标准4级。

2. 标准化　是为在一定范围内获得最佳秩序，对实际的或潜在的问题制定共同和重复使用规则的活动，包括制定、发布、实施和改进标准的过程。标准化过程不是一次完结，而是不断循环、螺旋式上升的，每完成一次循环，标准水平就提高一步。标准化的基本形式包括简化、统一化、系列化、通用化和组合化。

（二）护理质量标准的概念及分类

1. 护理质量标准　护理质量标准是依据护理工作内容、特点、流程、管理要求、护士及服务对象的需求和特点制定的护士应遵守的准则、规定、程序和方法。护理质量标准（nursing quality standards）由一系列具体标准组成，如在医院工作中，各种条例、制度、岗位职责、医疗护理技术操作常规均属于广义的标准。《中华人民共和国护士条例》《病历书写基本规范》《综合医院分级护理指导原则》《常用临床护理技术服务规范》等均是国家颁布的标准。

2. 护理质量标准分类　护理质量标准目前没有固定的分类方法。依据使用范围分为护理业务质量标准、护理管理质量标准；根据使用目的分为方法性标准和衡量性标准，其中方法性标准包括质量计划标准（如工作计划、技术发展规划)、质量控制标准(如患者满意率、不良事件上报率)、工作实施标准(如护士工作职责、技术操作规范),衡量性标准即质量检查评价标准(如病区管理标准、基础护理合格标准);根据管理过程结构分为要素质量标准、过程质量标准和终末质量标准,这三者是不可分割的标准体系,下面具体阐述。

(1)要素质量标准:要素质量是指构成护理工作质量的基本元素。要素质量标准既可以是护理技术操作的要素质量标准,也可以是管理的要素质量标准,每一项要素质量标准都应有具体的要求。如原卫生部三级综合医院评审标准中对临床护理质量管理与改进的具体要求是:根据分级护理的原则和要求建立分级护理制度质量控制流程,落实岗位责任制,明确临床护理内涵及工作规范;有护理质量评价标准和考核指标,建立质量可追溯机制等。

(2)过程质量标准:过程质量是各种要素通过组织管理所形成的各项工作能力、服务项目及其工作程序或工序质量,它们是一环套一环的,所以又称为环节质量。在过程质量中强调协调的护理服务体系能保障提供高效、连贯的护理服务。在临床护理工作中,入出院流程、检查流程、手术患者交接、诊断与治疗的衔接,甚至是某项具体的护理技术操作,都涉及过程质量标准的建立。

(3)终末质量标准:护理工作的终末质量是指患者所得到护理效果的综合质量。它是通过某种质量评价方法形成的质量指标体系。例如住院患者是以重返率(再住院与再手术)、死亡率(住院死亡与术后死亡)、安全指标(并发症与患者安全)3 个结果质量为重点。这类指标还包括患者及社会对医疗护理工作满意率等。

(三)护理质量标准化管理

护理质量标准化管理就是制定护理质量标准,执行护理质量标准,并不断进行护理标准化建设的工作过程。

1. 制定护理质量标准的原则

(1)客观性原则:没有数据就没有质量的概念,因此在制定护理质量标准时要用数据来表达,对一些定性标准也尽量将其转化为可计量的指标。

(2)科学性原则:制定护理质量标准既要符合法律法规和规章制度的要求,又要满足患者的需要。护理工作的对象是人,任何疏忽、失误处理不当,都会给患者造成不良影响或严重后果。因此，要以科学证据为准绳，在循证的基础上按照质量标准形成的规律，结合护理工作特点制定标准。

(3)可行性原则：从临床护理实践出发，掌握医院目前护理质量水平与国内外护理质量水平的差距，根据现有的护士、技术、设备、物资、时间、任务等条件，制定切实可行的护理质量标准和具体指标。制定标准值时应基于事实又略高于事实，即标准应是经过努力才能达到的。

(4)严肃性和相对稳定性原则：在制定各项护理质量标准时要有科学的依据和群众基础，一经审定，必须严肃认真地执行。凡强制性、指令性标准应真正成为质量管理的法规；其他规范性标准，也应发挥其规范指导作用。因此，需要保持各项标准的相对稳定性，不可朝令夕改。

2. 制定护理质量标准的方法和过程　制定护理质量标准的方法和过程可以分为 4 个步骤。

(1)调查研究，收集资料：调查内容包括国内外有关护理质量标准的资料、相关科研成果、实践经验、技术数据的统计资料及有关方面的意见和要求等。调查方法要采取收集资料与现场考察相结合、典型调查与普查相结合、本单位与外单位相结合。

(2)拟定标准，进行验证：在调查研究的基础上，对各类资料、数据进行深入分析、归纳和总结，然后初步形成护理质量管理标准。初稿完成后应与护理质量管理专家及临床一线护士进行讨论，征求意见、建议，论证其科学性及可行性等，形成试行稿。然后在小范围内进行试验，进行护理质量标准的可操作性测试，测试后根据结果再次修订，形成最终的质量标准。

(3)审定、公布、实行：根据不同质量标准的类别，对拟定的护理质量标准报相关卫生行政主管部门或医院进行审批，公布后在一定范围内实行。

(4)标准的修订：随着护理质量管理实践的不断发展，原有的标准不能适应新形势的要求，此时就应该对原有质量标准进行修订或废止，制定新的标准，以保证护理质量的不断提升。护理管理人员应定期开展对标准的复审及修订工作。

总之，护理质量标准是护理管理的重要依据，它不仅是衡量护理工作优劣的准则，也是护士工作的指南。建立系统的、科学的和先进的护理质量标准与评价体系，有利于提高临床护理质量，保证患者安全。

第二章 护理质量管理实施

第一节 护理质量管理过程

一、建立护理质量管理体系

健全的质量管理体系是保证护理质量持续改进的前提和关键。护理质量管理体系是医院质量管理体系的一部分,应与医院质量管理体系同步建立。一般来说,根据医院规模和护理部的管理模式,应建立护理部—科护士长—护士长三级护理质量管理体系或护理部—护士长两级护理质量管理体系,并根据需求设立护理质量管理办公室负责日常工作,明确规定每一位护士在质量工作中的具体任务、职责和权限,充分发挥各级护理管理人员的职能。只有这样,才能有效地实施护理管理活动,保证服务质量不断提高。

二、制定护理质量标准

护理质量标准是规范护士行为和评价护理质量的依据。护理管理者的一个重要任务就是建立护理质量标准,并根据实际情况的变化不断更新护理质量标准。应以患者需求为导向,以科学发展观为指导,依据国家、部门或行业标准,结合各医院的实际情况制定一系列护理质量标准。但需注意:单位、地区标准要服从于国家和行业标准,可以高于但不能低于国家和行业标准。

三、进行护理质量教育

护士的质量意识和观念将直接影响护理行为活动及结果,因此,要做好护理质量管理工作,关键在于提高护士的质量意识。护理管理人员要在各个层面加强质量教育:一方面,要不断增强全体护士的质量意识,使护士的质量观念与医学模式的发展相适应,认识到自己在提高质量中的责任,明确提高质量对医院和整个社会的重要作用;另一方面,要有步骤地开展护理质量标准和质量管理方法的教育，提升护士对质量标准的执行能力，促使护士掌握和运用质量管理的方法和技术，并帮助他们应用于临床实践，不断提高护理工作质量。

四、实施全面护理质量管理

通过质量教育环节，各级护理管理者和护士已经认真学习并充分了解了质量标准的内容，掌握了质量标准的要求，就应实施全面护理质量管理。首先，要促使大家自觉执行标准，保证质量标准的落实；其次，建立质量可追溯机制，利用标签、标识、记录等对服务进行唯一标识，以防物质误用和出现问题时能追查原因，如灭菌物品的追溯系统；再次，建立监督检查机制，各级护理管理者应按质量标准要求进行监控，随时纠正偏差，可采用定期与不定期检查相结合的方式；最后，对于质量管理的方法和技术难题、临床突发事件等，开展质量管理的指导工作。

五、评价与持续改进

评价是不断改进护理质量管理，增强管理效果的重要途径。评价一般指衡量所定标准或目标是否实现或实现的程度如何，即对一项工作成效大小、工作好坏、进度快慢、对策正确与否等方面做出判断的过程。评价贯穿工作的全过程，不应仅在工作结束之后。质量评价结果要通过向上反馈、平行反馈、向下反馈等形式告知相关的单位、部门和个人，这样有利于质量工作的改进，也为护理质量持续改进奠定基础。

第二节 护理质量管理方法

常用的护理质量管理方法有 PDCA 循环、追踪法、六西格玛和临床路径。其中 PDCA 循环是护理质量管理最基本的方法之一。

一、PDCA 循环

（一）PDCA 循环的概念

PDCA 循环（PDCA cycle）由美国质量管理专家爱德华兹·戴明（W. Edwards Deming）于 1954 年提出，又称“戴明环”（Deming cycle），包含 4 个阶

段，即计划(plan)—实施(do)—检查(check)—处理(action)，是一种程序化、标准化、科学化的管理方式。由于PDCA循环发现问题和解决问题的本质，其作为质量管理的基本方法，已经广泛应用于医疗和护理领域的各项工作中。

(二)PDCA循环的步骤

每一次PDCA循环都要经过4个阶段，8个步骤(图2-1)。

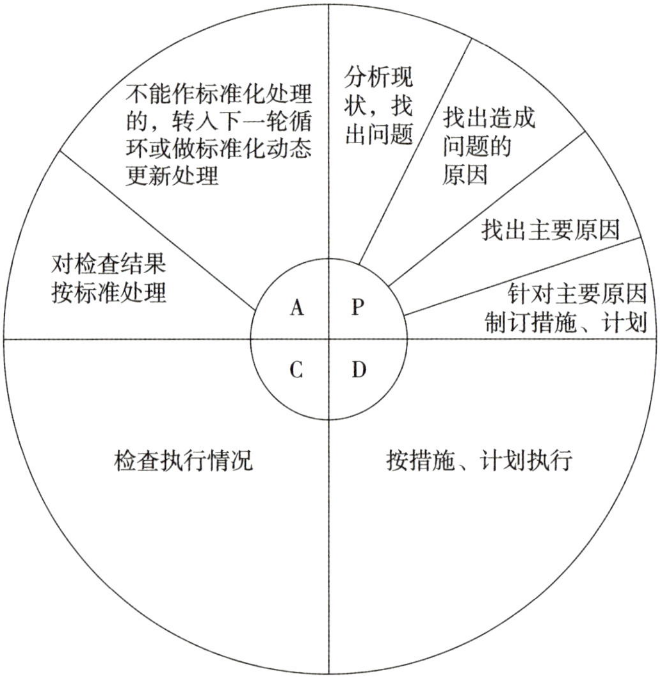

图2-1 PDCA循环的8个步骤

1. 计划阶段　第一步，分析质量现状，找出存在的质量问题；第二步，分析产生质量问题的原因或影响因素；第三步，找出影响质量的主要因素；第四步，针对影响质量的主要原因研究对策，制定相应的管理或技术措施，提出改进的行动计划，并预测实际效果。解决问题的措施应具体而明确，回答5W1H内容，即原因(why)、事件(what)、地点(where)、时间(when)、人员(who)、方法(how)6个方面。

2. 实施阶段　按照预定的质量计划、目标、措施及分工要求付诸实际行动。此为PDCA循环的第五步。

3. 检查阶段　根据计划要求，对实际执行情况进行检查，将实际效果与预计目标进行对比分析，寻找和发现计划执行中的问题并进行改进。此为PDCA循环的第六步。

4. 处置阶段　对检查结果进行分析、评价和总结。具体分为两个步骤进行，即第七步和第八步：第七步，把成果和经验纳入有关标准和规范之中，巩固已取得的成绩，防止不良结果再次发生；第八步，把没有解决的质量问题或新发现的质量问题转入下一个PDCA循环，为制订下一轮循环计划提供资料。

以上4个阶段不是运行一次就结束，而是周而复始地进行，阶梯式地上升。原有的质量问题解决了，又会产生新的问题，问题不断产生又不断被解决，PDCA循环不停地运转，这就是护理。

（三）PDCA循环的特点

1. 系统性　PDCA循环作为科学的工作程序，从结构看，循环的4个阶段是一个有机的整体，缺少任何一个环节都不可能取得预期效果，比如计划不周，会给实施造成困难；有工作布置无后续检查，结果可能会不了了之；不注意将未解决的问题转入下一个PDCA循环，工作质量就难以提高。

2. 关联性　PDCA循环作为一种科学的管理方法，适应于各项管理工作和管理的各个环节。从循环过程看，各个循环彼此关联，相互作用。护理质量管理是医院质量管理循环中的一个子循环，与医疗、医技、行政、后勤等部门质量管理子循环共同组成医院质量管理大循环。而各护理单元又是护理质量管理体系中的子循环。整个医院运转的绩效，取决于各部门、各环节的工作质量，而各部门、各环节必须围绕医院的方针目标协调行动。因此，大循环是小循环的依据，小循环是大循环的基础。通过PDCA循环把医院的各项工作有机地组织起来，达到彼此促进、持续提高的目的。

3. 递进性　PDCA循环作为一个持续改进模型，从结果看是阶梯式上升的。PDCA循环不是一种简单的周而复始，也不是在同一水平上的循环。每次循环，都要有新的目标，都能解决一些问题，从而使质量提高一步，接着又制订新的计划，开始在较高基础上的新循环。这种螺旋式的逐步提高，使管理工作从前一个水平上升到更高的水平（图2-2）。

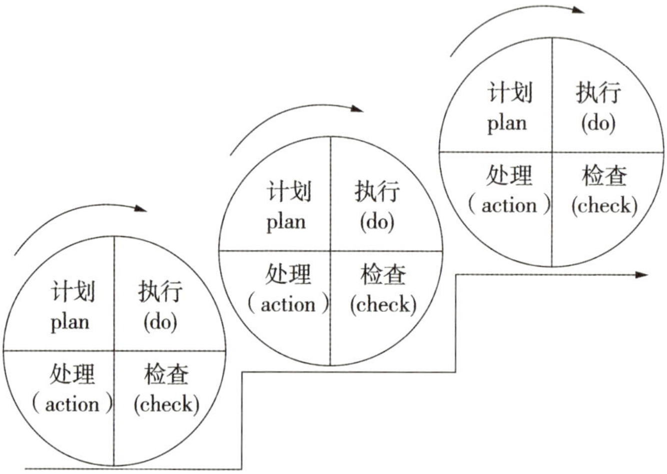

图 2-2 PDCA 循环递进性示意

二、追踪法

(一)追踪法的概念

追踪法又翻译为追踪检查法、追踪方法学,是美国医疗机构评审联合委员会国际部(Joint Commission International,JCI)在医院质量论证中常用的一种方法。尽管追踪学最初主要用于第三方评审机构对医疗机构进行评审,但是近年来越来越多的医院管理者借鉴追踪检查的方法进行医院管理与质量持续改进。

追踪法是一种过程管理方法,通过跟踪患者的就诊过程或医院某一系统的运行轨迹,评价医院管理系统及考核医院整体服务,促进医疗服务质量的持续改进。与传统检查方法相比,追踪法能使检查者更客观地评估医院日常功能运行情况和流程执行情况,同时能帮助检查者识别服务流程中影响医疗服务质量的缺陷及危害患者、家属及医务人员的潜在风险。

(二)追踪法的分类

追踪法包括个案追踪和系统追踪两种。

1. 个案追踪　是指追踪患者的就医过程,通过评价各个环节医疗活动是否满足了患者就医需要,各个环节服务质量及安全性是否为高标准,为患者提供最优质的医疗护理服务。

2. 系统追踪 是建立在个案追踪基础之上的一种系统途径的评估方法,它通过整个医院的服务流程追踪一定数量的患者,来评估系统的完整性。系统追踪分为药品管理、感染控制、改进患者安全与医疗质量、设施管理和安全系统4类。

(三)追踪法的实施

1. 追踪法的实施步骤 追踪法的基本步骤包括3个方面:①检查者以面谈及查阅文件的方式,了解医院是否开展和如何进行系统性的风险管理;②以患者个体和个案追踪的方式,实地访查一线工作人员以及医院各部门的医疗服务质量,了解医疗服务流程的落实程度;③检查者以会议形式讨论和交换检查结果,并根据发现的问题进行系统追踪,提出改进意见。

2. 追踪目标患者的选择 追踪法的核心是“以患者为中心”,强调患者安全及医疗服务质量持续改进;无论个案追踪还是系统追踪,都涉及追踪患者的就医过程,因此,追踪目标患者的选择是实施追踪法的前提和基础,一般应根据以下标准选择:①医疗机构诊治的前五大类患者(如某三级甲等医院前五类患者为顺产、胆囊结石、老年性白内障、尿石症、胃癌);②跨越多个服务项目的患者(如转科患者、手术患者、需随访者等);③转院患者;④当天或第二天即将出院的患者;⑤如进行系统追踪,则选择与该系统相关的患者。

3. 追踪检查的主要内容

(1)个案追踪:是观察患者的整个诊疗过程,按照事先设计的表格,认真记录每个环节的衔接和对患者的处置,然后评价各个工作环节及衔接是否规范合理,包括资料数据使用、患者移动、治疗护理过程及院内感染控制等。

个案追踪的主要内容包括但不限于以下几点。①患者相关记录,包括病历、护理记录、个人信息等;②直接观察患者治疗计划的制订过程、治疗过程、用药过程;③观察感染预防和控制情况;④观察环境对安全的影响及员工在降低风险方面的作用;⑤观察急诊管理和患者流程问题,其他辅助科室的流程问题;⑥与患者或家属交谈,核实相关问题;⑦与员工面谈;⑧必要时审核会议纪要和程序。

(2)系统追踪:系统追踪集中考察医院的某个系统、功能模块甚至具体环节,其主要内容包括但不限于以下几方面。①评价有关环节的表现,特别是相关环节的整合与协调;②评价各职能部门和科室之间的沟通;③发现相关环节中潜在的问题;④与追踪环节相关人员的讨论,获取信息。例如检验标本分析前质量控制包括医生开申请单、患者准备、护士标本采集、标本运送等多个环节,质量控制难度大;可采用系统追踪法对分析前阶段的各个环节进行追踪检查,找出关键因素和不合理环节,改进和优化流程,提升分析前质量控制水平。

三、六西格玛

(一)六西格玛的内涵及管理

1. 六西格玛的内涵　西格玛(σ)是希腊文的字母,在统计学中称为标准差,用来表示数据的分散程度,以此描述总体中的个体离均值的偏离程度。西格玛表示了诸如单位缺陷、百万缺陷或错误的概率性,西格玛值越大缺陷或错误就越少。一般企业的瑕疵率是3~4个西格玛,以四西格玛而言,相当于每100万个机会里有6 210次误差。而六西格玛是一个目标,这个质量水平意味着每做100万件事情,其中只有3.4件是有缺陷的,这几乎趋近于人类能够达到的最为完美的境界。

2. 六西格玛管理　六西格玛是帮助企业集中于开发和提供近乎完美产品和服务的一个高度规范化的过程,它通过“测量”一个过程有多少个缺陷,并系统地分析出怎样消除它们并尽可能地接近零缺陷,进行质量管理。其核心是追求零缺陷生产、防范产品责任风险、降低成本、提高生产率和市场占有率、提高顾客满意度和忠诚度。六西格玛管理既着眼于产品和服务质量,又关注过程的改进,是获得和保持企业在经营上成功并将其经营业绩最大化的综合管理体系和发展战略,是使企业获得快速增长的经营方式。

(二)六西格玛管理的特征

1. 以顾客为关注焦点　六西格玛管理的出发点就是顾客最需要的是什么?最关心的是什么?根据顾客的需求来确定管理项目,将重点放在顾客最关心和对组织影响最大的方面。通过提高顾客满意度和降低资源成本,提升服务水平,促使业绩提升。

2. 注重数据和事实　用数据说话是六西格玛的精髓。六西格玛管理广泛采用各种统计技术工具,使管理成为一种可测量、数字化的科学。

3. 重视产品和流程的突破性质量改进　六西格玛项目的改进都是突破性的。通过改进使产品质量得到显著提高或者使流程得到改善,从而使组织获得显著的经济利益。

4. 有预见的积极主动管理　六西格玛包括一系列工具和实践经验，它用动态的、即时反应的、有预见的、积极主动的管理方式取代被动的习惯，促使企业在追求几乎完美的质量水平而不容出错的竞争环境下快速向前发展。

5. 倡导无界限合作　六西格玛管理中通过确切地理解最终用户和流程中工作流向的真正需求，以广泛沟通为基础，营造出一种真正支持团队合作的管理结构和环境。

（三）六西格玛管理的实施程序

1. 辨别核心流程和关键顾客　①辨别核心流程；②界定业务流程的关键输出物和顾客对象；③绘制核心流程图。

2. 定义顾客需求　①收集顾客数据，制定顾客反馈战略；②制定绩效指标及需求说明；③分析顾客各种不同的需求并对其进行排序。

3. 针对顾客需求评估当前行为绩效　①选择评估指标；②对评估指标进行可操作性的界定，以避免产生误解；③确定评估指标的资料来源；④准备收集资料；⑤实施绩效评估，并检测评估结果的准确性和价值所在；⑥通过对评估结果所反映出来的误差进行数量和原因分析，识别可能的改进机会。

4. 辨别优先次序，实施流程改进　六西格玛管理模式是系统地解决问题的方法和工具。它主要包含一个流程改进模式，即 DMAIC 模式，该流程用于每一个环节的不断改善，使控制目标达到零缺陷水平。具体解释如下。

（1）界定（define）：陈述问题，确定改进目标及其进度，制订进度计划，是六西格玛项目的起点也是至关重要的第一步。

（2）测量（measure）：识别并量化顾客的关键要求，收集数据，了解现有质量水平。

（3）分析（analyze）：分析数据，探究误差发生的根本原因，利用统计学工具对整个系统进行分析，找到影响质量的关键因素。

（4）改进（improve）：针对关键因素确立最佳改进方案，在分析的基础上提出并验证措施，并将措施标准化。这个步骤需不断测试以检测改善后的方案是否有效。

（5）控制（control）：确保所做的改善能够持续下去，避免错误再度发生，采取有效措施以维持改进的结果。控制是六西格玛能长期改善品质与成本的关键。

5. 扩展、整合六西格玛管理系统　①提供连续的评估以支持改进；②定义流程负责人及其相应的管理责任；③实施闭环管理，不断向六西格玛绩效水平推进。

（四）六西格玛管理的优点

1. 提升组织管理能力　六西格玛管理以数据和事实为驱动器，提升组织的管理能力。管理大师韦尔奇在通用电气公司 2000 年年报中指出："六西格玛管理所创造的高品质，已经奇迹般地降低了通用电气公司在过去复杂管理流程中的浪费，简化了管理流程，降低了材料成本。"

2. 节约组织运营成本　对于企业而言，所有的残次品要么被废弃，要么需要重新返工，要么需要在客户现场维修、调换，这些都需要花费企业成本。质量缺陷的发生率下降将有效节约组织的运营成本。

3. 增加顾客价值　六西格玛管理促使组织从了解并满足顾客需求到实现最大利润之间的各个环节实现良性循环。首先了解和掌握顾客的需求，然后采用六西格玛管理减少随意性和降低差错率，从而提高了顾客满意度，增加了顾客价值。通用电气的医疗设备部门在导入六西格玛管理之后创造了一种新的技术，以往患者需要 3 分钟做一次全身检查，现在只需要 1 分钟了，因而出现了令公司、医院、患者三方面都满意的结果。

4. 改进服务水平　六西格玛管理不但可以用来改善产品品质，而且可以用来改善服务流程，因此服务顾客的水平也得以提高了。

5. 营造积极向上的组织文化　通过实施六西格玛管理，员工十分重视产品、服务质量以及顾客的要求，并力求做到最好，由此形成每个人努力保证质量、不断提高效率的工作氛围，营造出积极向上的组织文化。

四、临床路径

（一）临床路径概念

临床路径（clinical pathway）是由临床医师、护士及支持临床医疗服务的各专业技术人员共同合作，为服务对象制定的标准化诊疗护理工作模式，同时也是一种新的医疗护理质量管理方法。

（二）临床路径的发展

20 世纪 80 年代初，美国人均医疗费用由 60 年代的 80 美元上涨到 1 710 美元，增加了 20 多倍。美国政府为了遏制医疗费用不断上涨的趋势和提高卫生资源的利用率，以法律的形式实行了以耶鲁大学研究者提出的诊断相关分类定额预付款制（DRGs-PPS）。这一改革给医院带来了经济风险，如果医院提供的实际服务费用低于 DRGs-PPS 的标准费用，医院就能盈利，否则医院就会出现亏损。在这种情况下，医院为了生存，开始探索和研究低于 DRGs-PPS 标准费用的服务方法与模式，以保证医疗质量的持续改进和成本的有效控制。1990 年，美国波士顿新英格兰医疗中心医院选择了诊断相关分类（DRGs）中的某些病种，在住院期间按照预定的诊疗计划开展诊疗工作，既可缩短平均住院天数和节约费用，又可达到预期的治疗效果。此种模式提出后受到了美国医学界的高度重视，逐步得到应用和推广。后来人们将这种模式称为临床路径。

目前美国已有 60% 以上的医疗机构相继采用临床路径。英国、澳大利亚、日本、新加坡及我国台湾地区的应用也逐渐增加。我国大陆自 1998 年一些城市的大医院相继引入这一新的管理模式，并开展了部分研究和临床路径试点工作。2009 年卫生部制定了《临床路径管理指导原则》，在 50 家医院开展临床路径管理试点工作，目前已制定了呼吸内科、消化内科等 22 个专业 700 多个病种的临床路径。

（三）临床路径的实施

临床路径的实施过程是按照 PDCA 循环模式进行的，包括以下几个阶段。

1. 前期准备　成立临床路径实施小组；收集基础信息；分析和确定实施临床路径的病种或手术，选入原则为常见病、多发病和费用多、手术或处置方式差异小、诊断明确且需住院治疗的病种。

2. 制定临床路径　制定临床路径方法主要为专家制定法、循证法和数据分析法。制定过程中需要确定流程图、纳入标准、排除标准、临床监控指标与评估指标、变异分析等相关的标准，最终形成临床路径医生、护士和患者版本。各版本内容基本相同，但各有侧重，详略程度和使用范围有所不同，这也可以增进医护人员与患者的沟通，有利于患者参与监控，保证临床路径措施的落实。

3. 实施临床路径　按照既定路径在临床医疗护理实践中落实相关措施。

4. 测评与持续改进　评估指标可分为以下 5 种：年度评估指标（平均住院天数及费用等）、质量评估指标（合并症与并发症、死亡率等）、差异度评估指标（医疗资源运用情况等）、临床成果评估指标（降低平均住院天数、降低每人次的住院费用、降低资源利用率等）及患者满意度评估指标（对医生护士的诊疗技术、等待时间、诊疗环境等）。根据 PDCA 循环的原理，定期对实施过程中遇到的问题以及国内外最新进展，结合本医院的实际，及时对临床路径加以修改、补充和完善。

（四）临床路径的变异处理

临床路径的变异是指按纳入标准进入路径的个别患者，偏离临床路径的情况或在沿着标准临床路径接受医疗护理的过程中，出现偏差的现象。根据不同标准可将变异分为不同类别。按照造成变异的原因，可以分为疾病转归造成的变异、医务人员造成的变异、医院系统造成的变异、患者需求造成的变异 4 种；按照变异管理的难易程度，可以分为可控变异与不可控变异。按照变异发生的性质，变异有正负之分，根据变异的性质，正变异是指计划好的活动或结果提前进行或完成；负变异是指计划好的活动或结果推迟进行或完成。

对变异的管理是临床路径管理的重点，对变异记录和分析的过程就是为临床管理、制订医疗护理计划以及改进路径表单等工作提供信息反馈的过程。通过对变异的分析有助于发现临床管理中存在的问题，也可以明确诊疗流程中的瓶颈所在；反之，也只有对变异进行有效的管理，才能使临床路径真正起到缩短住院天数、降低医疗费用、提高医疗护理质量的作用。总之，临床路径变异是在某个范围内，对照医护流程加以标准化，一旦发现患者有个别的治疗护理需求，与预设的治疗护理项目有差异时，仍可以提供适当、个别性的治疗及护理。

（五）临床路径与护理

临床路径护理版是针对特定的患者群体，以时间为横轴，以各护理措施为纵轴的日程计划表，是有预见性地进行工作的依据。

在执行临床路径过程中，护理活动可归纳为监测评估、检验、给药、治疗、活动、饮食、排泄护理、健康教育、护理指导、出院计划、评价等项目。同时，在临床路径管理模式下，医护关系发生了根本的变化，由从属配合关系变为平等合作关系，护士成为执行临床路径团队的核心成员之一。因此，护理在临床路径中的作用与地位是不容忽视的。

第三节　护理质量评价与持续改进

护理质量评价是护理质量管理的重要手段，贯穿于护理过程的始终，是一项系统工程。护理质量评价可以客观地反映护理质量和效果，分析发生问题的原因，寻找改进的机会，进行持续改进，不断提高护理质量。

评价一般指衡量所定标准或目标是否实现或实现的程度如何，即对一项工作成效大小、工作好坏、进展快慢、对策正确与否等方面做出判断的过程。评价的主体是内部评价和外部评价，评价的客体是护理结构、过程和结果。根据评价时间分定期评价和不定期评价，前者按月、季度、半年或一年进行，后者根据需要进行；根据内容分为综合性和目标性专题评价；根据评价主体分为医院外部评价、上级评价、同级评价、自我评价和服务对象评价。

一、护理质量评价方法

（一）以要素质量为导向的评价

以要素质量为导向的评价是以构成护理服务要素质量基本内容的各个方面为导向所进行的评价。护理质量评价的基本内容包括与护理活动相关的组织结构、物质设施、资源和仪器设备及护士的素质等。

具体表现为：①环境，病房结构布局是否合理，患者所处环境的质量是否安全、清洁、舒适，温度、湿度是否合适等情况；②护士的工作安排、人员素质和业务技术水平是否符合标准，护理工作方法是否恰当，管理者的组织协调是否合理等；③与护理工作相关的器械、设备的使用和维护，器械、设备是否处于正常的工作状态，包括药品、物品基数及保持情况；④患者情况，护士是否掌握患者的病情，制订的护理计划和采取的护理措施是否有效，患者的生理、心理、社会的健康是否得到照顾；⑤护理文书是否完整、医院规章制度是否落实、后勤保障工作是否到位等。

以要素质量为导向的评价方法有现场检查、考核、问卷调查、查阅资料等。

（二）以过程质量为导向的评价

以过程质量为导向的评价，本质就是以护理流程的设计、实施和改进为导向对护理质量进行评价。护理流程优化是对现有护理工作流程的梳理、完善和改进的一项策略，不仅仅要求护士做正确的事，还包括正确地做事。护理流程优化内容涉及管理优化、服务优化、成本优化、技术优化、质量优化、效率优化等优化指标。医院护理单元正是通过不断发展、完善、优化护理流程，最终提高护理质量。

具体表现为：①护理管理方面，护士配置是否可以发挥最大价值的护理工作效益；排班是否既能满足患者的需求，又有利于护士的健康和护理工作的安全有效执行；护理操作流程是否简化且使得患者、护士、部门和医院均受益。②护理服务方面，接待患者是否热情、患者安置是否妥当与及时、入院及出院介绍是否详细、住院过程中是否能做到主动沟通。③护理技术方面，急救流程、操作流程、药品配制流程、健康教育流程等是否合理。④成本方面，病房固定物资耗损、水电消耗、一次性物品等护理耗材使用情况等。

以过程质量为导向的评价方法主要为现场检查、考核和资料分析。包括定性的评价内容和各种用于定量分析的相关经济指标、护理管理过程评测指标及其指标值。

（三）以结果质量为导向的评价

以结果质量为导向的评价是对患者最终的护理效果的评价，主要是从患者的角度进行评价。以结果质量为导向的评价常采用以下指标：健康教育普及率、静脉输液穿刺成功率、护理不良事件发生数、抢救成功率、患者对护理工作满意度、患者投诉数、护患纠纷发生次数等。其中，绝大部分评价属于事后评价或后馈控制，由护理管理部门进行评价；而患者满意度指标，则是对护理质量最直接的也是较为客观的评价。满意度评价的内容包括护士医德医风、工作态度、服务态度、技术水平、护患沟通、满足患者生活需要、健康教育（即入院宣教、检查和手术前后宣教、疾病知识和药物知识宣教、出院指导）、病区环境管理、护士长管理水平等各方面。

以结果质量为导向的评价方法主要为现场检查、考核、问卷调查和资料分析；也可以通过医院信息系统（hospital information system，HIS）、新媒体形式提取相关数据。

二、护理质量评价结果分析

护理质量评价结果的直接表现形式主要是各种数据，但这些数据必须经过统计分析后，才能用于护理质量评价结果的判断。护理质量评价结果分析的方法较多，可根据收集数据的特性采用不同的方法。常用的方法有定性分析法和定量分析法两种。定性分析法包括调查表法、分层法、水平对比法、流程图法、亲和图法、头脑风暴法、因果分析图法、树图法和对策图法等。定量分析法包括排列图法、直方图法和散点图的相关分析等。

1. 调查表法　是用于系统收集、整理分析数据的统计表。通常有检查表、数据表和统计分析表等。

2. 因果分析图法　是分析和表示某一结果（或现象）与其原因之间关系的一种工具。通过分层次列出各种可能的原因，帮助人们识别与某种结果有关的真正原因，特别是关键原因，进而寻找解决问题的措施。因果图因其形状像鱼刺，故又称鱼骨图，包括原因和结果两个部分，原因部分又根据对质量问题造成影响的大小分为大原因、中原因、小原因。

3. 排列图法　又称主次因素分析法、帕累托图（Pareto chart）法。它是找出影响产品质量主要因素的一种简单而有效的图表方法。排列图是根据“关键的少数和次要的多数”的原理而制作的，也就是将影响产品质量的众多影响因素按其对质量影响程度的大小，用直方图顺序排列，从而找出主要因素。

4. 直方图法　又称频数直方图法，是用来整理数据的方法。将质量管理中收集的一大部分数据，按一定要求进行处理，逐一构成一个直方图，然后对其排列，从中找出质量变化规律。直方图法是预测质量好坏的一种常用的质量统计方法。

5. 控制图法　又称管理图法，是一种带有控制界限的图表，用于区分质量波动是由于偶然因素还是系统因素引起的统计工具。

三、护理质量持续改进

护理质量评价的目的是确定问题发生的原因，寻找改进的机会，不断提高护理质量。护理质量改进包括寻找机会和对象，确定质量改进项目和方法，制订改进目标、质量计划、质量改进措施，实施改进活动，检查改进效果并不断总结提高。

护理质量改进机会，主要包含两个层面：一是出现护理质量问题后的改进，是及时针对护理服务过程进行检查，体系审核，收集顾客投诉中呈现出来的问题，组织力量分析原因予以改进；二是没有发现质量问题时的改进，主要是指针对护理服务过程主动寻求改进机会，主动识别顾客新的期望和要求，在与国内外同行比较中明确方向和目标，寻求改进措施并予以落实。

第三章 护理敏感质量指标

第一节 敏感指标与护理质量管理概述

质量是医护工作的根本。质量管理是护理管理的重要组成部分，是撬动整个护理管理走向科学化、规范化的重要力量。通过质量管理让护理服务保持良好的水平并持续改进，让患者受益，是护理服务工作价值的真正体现。

“没有测量就没有改善”，如果我们不能准确测量护理质量的水平，就没有办法发现问题，那么改善质量便是无源之水。敏感指标是质量管理的重要抓手。从敏感指标入手，有助于管理者以点带面地进行重点管理。护理敏感质量指标，是体现护理工作特点、符合质量管理规律、与患者的健康结果密切相关的指标。

指标是可测量的，因而也是直观的。管理者在体验这种直观所带来方便的同时，不应忘记指标值背后还有深层的故事。指标管理不是单凭指标值那些数字做判断，而是以数字为线索，把握数字背后的事实和道理。这是从管理业务跨越到管理艺术的重要一步。

一、建立指标对管理的意义

管理的一般过程通常包括以下 4 个阶段：①基于目标制订计划；②按计划行动；③对行动过程的评估；④通过评估结果的反馈改善行动，保障工作目标的实现。可以看出，管理者有了“目标”，通常还需要“谋定而后动”。这是因为目标给管理者提供了宏观的、方向性的指引，但行动之前还需要有针对具体的抓手，而“指标”就是这个抓手。

管理者围绕目标建立指标的过程，一方面就是将目标“具体化”的过程，可以帮助管理者确定哪些是核心的行动步骤。另一方面，当管理者评估行动有效性时，指标便成为管理者判断的标尺；换言之，管理者通过指标值的优劣可以直观判断行动有没有偏离目标。

实现组织目标往往是管理者的第一要务。为此,管理界一直很推崇“目标管理”,认为目标管理可以让组织成员众志成城,形成合力,共同推进组织发展。目标管理的关键一步是将目标分解为操作化的行动指引,让各个组织成员的工作能够有的放矢。从指标与目标的关系可以看出,目标分解的过程与指标构建的过程是相吻合的。可以断言,没有合理的指标作指引,实现组织目标便没有了保障。

此外,管理者做决策时要求“以数据(证据)说话”,因为这样可以避免主观臆断,避免感情用事。然而,要做到这样,首先要回答的便是“数据从哪里来,应当用到哪里去”这个问题。从指标的特征来看,构建和应用指标开展管理工作,给管理者提供了一个落实科学管理的切入点。

二、敏感指标的特点

假定围绕一个既定管理目标或者管理结果,可以建立3个指标。想象管理的目标或结果与管理指标在表盘上联动。目标(或结果)可能是a,也可能是b,a与b之间的差距是目标(或结果)的差异程度。由于指标是目标的具体化,目标值发生了变化,指标值也会随之发生变化。指标值随目标值变化的幅度越大,意味着指标越“敏感”。

每当管理目标或管理结果发生微弱的变化,管理者都会在某个指标的指标值上看到明显的反映,这个指标便是敏感指标。管理者借助敏感指标,通过这个点上的变化了解到了整个管理面上的异动,让管理者做到了见微知著、以点带面。这是敏感指标的功用,也是敏感指标的特点。

受时间和精力的限制,每个管理者能够关注的东西都是有限的,这称作管理者的管理幅度。为此,业界一直强调重点管理,主张管理者要善于抓重点、抓要点。把握敏感指标,是重点管理思想的重要体现,这是因为,如果把众多的指标按照“敏感度”排列,通常也会满足“二八法则”,也就是说,管理目标和管理结果的差异大部分可以通过少数敏感指标来反映。一个管理者的管理能力,往往反映在他能否开发和运用敏感指标开展日常管理中。

三、护理敏感质量指标的筛选

护理敏感质量指标的筛选:第一,突出护理工作特点,否则难以筛选出对护理工作特异性高、有指导意义的指标;第二,突出质量管理的要求,否则不能为质量管理者所应用;第三,突出少而精的特点,即能够为护理质量管理带来“以点及面”的效果。

（一）护理工作的维度

护理工作是以患者为中心的专业照护。专业性体现在护理服务者需要经过长时间规范的训练才能胜任护理岗位的工作，给患者提供合格的护理服务。而照护则意味着护理工作者在提供服务时，眼中不仅仅是疾病，而是活生生的人。于是，护理服务的提供既体现了护理人员从专业技术出发的理性思考和规范操作，又包含了护理人员在与患者平等交流基础之上，考虑患者罹患的痛苦，给予额外的关心和照顾。为此，从护理工作特点出发来筛选护理敏感质量指标时，既有体现护理专业技术壁垒（如重症监护室患者各类感染的发生率）的指标，也有体现护理工作关注患者安全（如跌倒发生率、跌倒伤害发生率）和身心体验（如约束使用、疼痛管理）的指标。

护理工作涉及的面比较广，与医生、医技人员、药剂人员甚至管理者均有交集。许多与患者健康结局相关的事件，有与护理工作相关的一面，但又似乎不完全相关。此时，可以考虑把这些健康结局事件中的护理人员有条件做到先知先觉、出现漏洞时可以第一时间提出防范措施的事件纳入指标范畴。事实上，当前国际护理界强调护理人员在医疗服务过程中的“领导力”，如果护理人员能够在关键时刻准确示警并引领医疗团队避免不良事件的发生，提升医疗服务质量，便是“领导力”的最好体现。

（二）质量管理的维度

质量管理理论提供给管理者的一个重要思维是质量的结果不是凭空产生的。质量的结局需要以一定软硬件和环境条件为基础，经历一系列操作后方会出现。于是，许多危害质量的因素，在工作开始前已经埋下了。因此，质量管理体系一般都会从结构、过程和结果 3 个方面入手。从这一点出发，护理敏感质量指标的选择，除了护理工作的结果（如插管患者的非计划拔管、各类感染和患者安全的不良事件发生率）以外，不应该遗漏也有充分证据证明能够影响护理过程和结局的结构性因素，比如反映护理人力数量和素质结构的指标。

当然，考虑结构性指标，是从护理质量的“源头”出发，本身是质量管理基本原则，即“防范为主”的重要体现。“防范为主”的另一个体现，是质量管理往往以工作过程和结局中的不良事件为指标。指标的重要作用是指引业务工作的开展，依据不良事件的发生建立负性指标，为的是引导形成“努力不出错”的氛围。而少出差错、不出差错乃是高质量最坚实的保证。

另外，由于质量是通过一线人员的手做出来的，所以质量管理尤其要关注一线人员。于是，在护理质量指标中，可以考虑纳入一线护理人员在工作过程中的感受，或者纳入对一线护理人员工作环境的测评，以便管理者了解影响护士工作效率和质量的环境因素，为通过改善工作环境和氛围提升护士工作绩效进而改善护理质量提供依据。

（三）敏感的维度

如上所述，一方面，选择敏感度高的指标，是为了能够让管理者通过少而精的资讯，把握质量工作的关键问题。于是，护理敏感质量指标需要把握护理质量的“短板”，因此，很大一部分的敏感性指标是基于与护理工作密切相关的不良事件而制定的。这与上述质量管理“防范为主”原则的出发点不同，但结论是相同的，即在质量过程和质量结果指标中，主要考虑负性指标。

另一方面，构建敏感指标是“重点管理”思想的体现。为此，敏感指标所考量的必然是护理质量工作的要点和重点。如果是护理过程指标，抓的是某项护理工作流程中的关键节点；如果是护理工作的结果，抓的是对患者健康危害大的事件。

考虑到指标对实际工作的指引作用，敏感指标所涉及的事件、结构面的问题应当是管理者通过努力可以影响的，过程和结果方面的问题应当是护理工作者通过落实工作规范或者改善工作流程可以改变的，即护理敏感质量指标必然是基于护理工作的实际而产生的。

四、应用敏感指标的原则

（一）打通信息渠道，保障数据可获得性和可靠性

由于指标是可测量的，利用指标进行管理的首要好处便是指标值的直观性。要发挥指标的作用，首先要保证能够获得计算指标值所必要的信息和数据。不仅要保证指标值反映的是真实的情况，还要保证数据信息的可靠性。同时，如果受条件限制不能获得所有评估对象的信息而只能选择抽样，那么，要保证抽样的代表性。

然而，护理质量指标相关信息较医疗服务指标信息更难以获取，因为到目前为止，护理相关信息还缺乏相应的标准，绝大多数医疗机构缺少护理服务过程必要的信息记录。即便是护理工作结果（如不良事件）的记录，也由

于不够系统和规范难以直接应用于管理。显然,缺乏数据来源是管理者应用敏感指标开展护理质量管理需要面对的第一个困难。

如果管理者希望通过敏感指标建立起“以数据说话”的质量管理系统,立刻需要考虑的便是:①计算这些敏感指标需要的数据从哪里来?②应当以什么样的方式采集数据才能保证数据的可靠性?③在现阶段的条件下采取什么样的方法获得信息?④立足未来,应当如何开发出服务于敏感指标管理的信息系统?

需要强调的是:第一,并不是必须等到IT硬件和软件齐备、电子信息畅通才能开展敏感指标管理,只要有比较可靠的信息流,哪怕承载这些信息的只是手工报表,也可以开始;第二,强调信息的可靠性是必要的,但信息往往是“越用越准确”。因此,并不是要等到信息没有瑕疵才行动,比较好的办法是对信息可靠性有了一定把握以后,便开始应用这些信息。在应用过程中,自然会发现信息的漏洞,随之完善信息渠道,提升信息质量,再使用,再完善,再使用,如此循环。

(二)注重指标内涵,避免单看数值

指标测量值的直观性为管理者带来了便利。然而,管理者如果只看到数值而不关心数值背后的故事,指标管理就变得“机械”。管理一旦机械了,就不能应对复杂多变的实际工作,失去了指导工作实践的意义。故此,管理者运用敏感指标开展管理时,不应该拿到指标值以后急着做判断或者决策,而是至少应当兼顾考虑以下3个问题。

第一,对指标值本身的考量。形成指标值的过程是采集和分析数据资料的过程。管理者看到指标值后,首先应当考虑信息可靠性的程度。比如,如果对信息可靠性只有75%的把握,那么,对指标值的把握最多不会超过75%。于是,指标值作为决策的依据时,应当保留两三成的弹性;或者,如果时间上还没到决策的时点,那么可以寻求其他的佐证以后再行决断。

第二,对指标值影响因素的考量。管理务实中的指标与实验室中的指标不同,实验室的环境很单纯,因而可以做到指标值只随干预条件改变而改变。而管理实务中的指标值,有真实世界诸多因素的干扰,稳定性较差。因而,单凭质量指标值的变化就判断质量的改变,往往会过于武断。应用指标值时,管理者往往需要考虑组织内、外部环境的变化,结合历史数据和同行资料做纵向和横向的比较,方能把握比较真实的情况。

第三，关注指标可能带来的负面激励。诸多管理实践已经证明，指标很多时候是“双刃剑”。比如，医疗费用的管理往往以“次均费用”来控制门诊费用，但结构往往是次均费用下降伴随着诊疗人次的增加，最终总费用还是上涨，应用敏感指标开展护理质量管理，也可能遇到同样的问题。质控指标的建立，立意是给一线人员“恪守规范、避免差错”的行为指引。然而，在实际操作时，管理客体可能会出现相应的策略性行为。管理者对此要有所准备，应用指标管理时往往辅以配套措施。

（三）真诚反馈，合理辅导，持续改进

实施敏感指标管理时，可以考虑对质量指标的目标值做适当的分解。一方面，让不同岗位的组织成员明确自己在不同的质量指标中的目标、任务以及行为准则；另一方面，在出现质量问题时可以循迹追踪，找到问题的根源，以便改进。利用敏感指标进行管理的过程，至少包括构建指标—监测/评估—反馈/辅导3个步骤。当某个指标的相关责任人明确以后，反馈和辅导便能够有的放矢。

需要强调的是，明确责任的目的并不是为了出现质量问题时有人承担责任，而是便于让组织成员了解质量问题的根源，共同努力想办法改善。从长远来看，单靠追究责任，很难从根本上提升质量，因为质量的基础是团队的素养，只有成功提升团队成员的素养并激发起他们的责任心，质量才有保障。故此，向责任人合理地反馈质量指标监测和评估结果至关重要。

反馈方式和途径因管理者的风格和团队文化氛围而异：有的温和，有的严厉；有时私下沟通，有时公开对话；有的选择在非正式场合自然表达意见，有的则在正式会议上专门指出问题。所有这些，都是“无可无不可”的，关键是：第一，反馈意见的人需要让被反馈者感受到这次交流是真诚的、出于公心的，同时也是在帮助自己进步的；第二，让被反馈者通过交流能够有所收获，对自己的工作有更深入的理解，并看到努力的方向。

每一次的反馈，不论以何种方式和模式去表达，都应该是有计划和有安排的，都是以提醒责任人注意自己的问题、辅导他改善为目的的。于是，每一次的反馈，应当都有3方面的事情需要做到：第一，解读敏感质量指标的监测或评估结果，指出责任人可能存在的问题；第二，鼓励责任人思考问题的根源所在，并鼓励他想出改善的方法；第三，结合责任人的思考和管理者自己的经验，设身处地地给出意见和建议。

总而言之，管理者利用敏感指标开展质量管理工作，应当努力构建一个良性的循环，即管理者通过客观的数据信息了解和理解质量现况及动态变化，进而发现问题；将问题反馈给相应的责任人，并辅导其改善。一次又一次的分析、学习、对话和交流，使组织成员的素养提升，护理质量得到改善，管理者的目标也随之达成，而最终受益于广大的患者（图 3-1）。

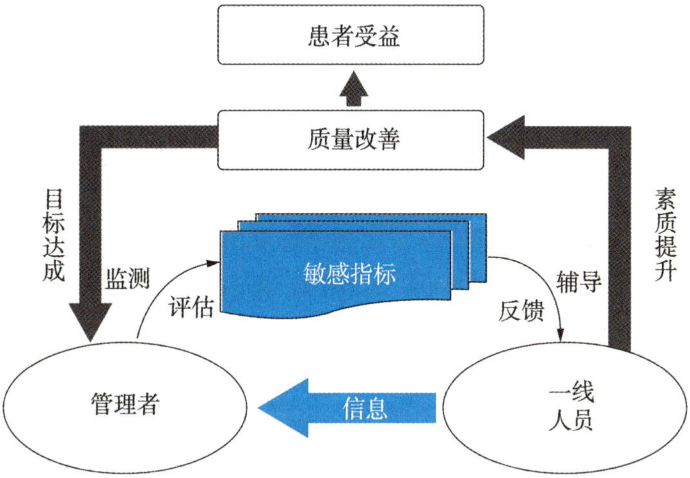

图 3-1 敏感指标管理的良性循环

第二节 结构指标

一、床护比

（一）指标定义

1. 床护比 包含全院床护比、病区床护比。

（1）全院床护比：统计周期内提供护理服务的单位实际开放床位与所配备的执业护士人数比例，反映平均每张开放床位所配备的执业护士数量。根据护理服务单位的类型，可分为医疗机构总床护比、普通病房护理单元床护比及特殊护理单元床护比等。

（2）病区床护比：住院病区开放床位与住院病区执业护士人数比例。

2. 相关变量定义

（1）实际开放床位数：指医院实际长期固定开放的床位数，是经医院确认有固定物理空间和标准床单位配置可以常规收治患者的床位数。不论该床是否被患者占用，都应计算在内。

包含：编制床位数；除编制床位外，经医院确认有固定物理空间和标准床单位配置可以常规收治患者的床位数；开放时间≥统计周期 1/2 的床位数。

排除：急诊抢救床位、急诊观察床位、手术室床位、麻醉恢复室床位、血液透析室床位、接产室的待产床和接产床、母婴同室新生儿床、检查床、治疗床、临时加床。

（2）特殊护理单元床位数和普通病房护理单元床位数：特殊护理单元床位数包括重症医学科（各类 ICU）、手术室、产房、层流病房、母婴同室床位数。除这些特殊护理单元，其他护理单元均为普通病房护理单元，其床位数计为普通病房护理单元床位数。

（3）执业护士总人数：医院取得护士执业证书，在本院注册并在护理岗位工作的人员数量。

包含：临床护理岗位护士、护理管理岗位护士、其他护理岗位护士、护理岗位的返聘护士、护理岗位的休假护士。

排除：医院职能部门、后勤部门、医保审核等非护理岗位护士、未取得护士执业证书人员、未在本院注册的护士。

（4）病区：是指有住院床位的科室。

（5）住院病区执业护士人数：住院病区中取得护士执业证书，在本院注册并在护理岗位工作的护士数量。

包含：病区护理岗位护士、病区护士长、病区护理岗位的返聘护士、病区护理岗位的休假护士。

排除：未取得护士执业证书的护士、实习进修护士、不在病区工作的护士（如门急诊护士、手术室护士、血液透析室护士、助产士、产房护士、护理部护士等）。

（二）指标的意义

患者护理结局的好坏与护理人力的配备有直接关系。床护比正是反映护理服务人力投入的指标。床护比过低，表明护理人力不足，而当受到护理人力不足的掣肘时，护理服务的规范化便失去了基础的保障。护理人员的工作强度很可能超负荷，进而影响护理队伍的稳定。

护理服务的需要是配置护理人力的准绳。不同护理单元收治的病例类型不同，需要的护理服务内容和强度也有区别，故此，应用床护比作为人力配置或护理质量结构性指标时，有必要对不同护理单元区别对待。重症医学科（各类 ICU）、手术室、产房、层流病房、母婴同室等护理单元的护理工作服务强度通常明显高于普通病房，这些单元的床护比一般也比较高。

（三）计算公式

$$床护比=1：\frac{同期执业护士人数}{统计周期内实际开放床位数}$$

说明：①根据测量不同类别床护比，护士总人数为统计周期内相应医疗机构或护理单元的总执业护士人数（包含所有护理岗位注册执业护士），但如果某护理单元有非开放床位配置的全院性专科护士，则在测算护理单元床护比时应排除；②统计周期可根据质量管理评价部门的要求确定统计周期时间，如某月、某季、某年等，也可以测量某个时点的床护比。为了便于统计，统计周期内执业护士总人数可以通过期初和期末的执业护士人数算得。

二、护患比

（一）指标定义

1. 护患比　统计周期内当班责任护士人数与其负责照护的住院患者数量之比。按照国家护理质量数据平台要求，一般统计时间段为白班和夜班，时长根据医院的实际情况而定。

2. 相关变量定义

（1）责任护士：为统计期间直接护理患者的护士。排除治疗护士、办公班护士、配药护士和护士长。一般情况下护士长不计算在内，当护士长承担了责任护士的工作时才计算在内。一名责任护士工作时长为 8 小时。

（2）护理患者数：统计期间护士护理患者总数，护理患者数=（统计时间段内接班时在院患者数+统计时间段内新入院和转入患者数）×（统计时间段时长÷8）。

（二）指标的意义

护患比反映护理服务需求和护理人力的匹配关系。计算护患比，能够帮助管理者了解当前护理人力配备状况，进而建立一种以护理服务需求为导向的科学调配护理人力的管理模式，让需要照护的患者获得护理服务，保障患者的安全和护理服务质量。如护患比过高，代表每个护士照护患者数量增加，护士的护理工作量超负荷，将影响护理质量、患者结果及护理队伍稳定。患者安全隐患、护患矛盾、护理质量、护理人员因工作压力而离职等问题，都与护理人力配备不足密切相关。

（三）计算公式

$$平均每天护患比=1:\frac{同期每天各班次患者之和}{统计周期内每天各班次责任护士数之和}$$

$$某班次平均护患比=1:\frac{同期同班次住院患者总数}{统计周期内某班次责任护士总数}$$

$$某统计时间点平均护患比=1:\frac{某时间点收治患者总数}{某时间点责任护士总数}$$

说明：统计周期是质量管理者关注的时间段，如某年、某月、某一天或者某个班次等，其中，每次班次或者每天收治患者总数包含统计时期初收治在院患者总数与新入院和转入患者数。

三、每住院患者 24 小时平均护理时数

（一）指标定义

1. 护理时数相关指标定义

（1）护理时数：指在特定时间段内护理人员执行全部护理活动所需要的时间总和。有研究者将护理活动项目分为直接护理、间接护理、相关护理及私人时间 4 类。

（2）每住院患者 24 小时平均护理时数：指统计期间内平均每天每位患者所获得的护理时数或每位患者所需全部护理项目活动的时间总和，包括直接护理时数、间接护理时数、相关护理时数和私人时间。

（3）直接护理时数：指患者直接得到的护理活动时间，例如给药、交接班、测量生命体征、巡视、接诊患者、各种穿刺、抽血、健康教育、评估、测量血糖、出入量记录、换药、术前准备、术后护理、管路护理、与患者谈话、办理出院、护理操作、协助患者活动、转床、协助检查、移除管路、导尿、急救、协助进食等。

（4）间接护理时数：指与直接护理患者相关的活动的准备时间，例如准

备检查、回答问题、处理医嘱、工作人员间沟通、计费、使用电脑、书写记录、粘贴报告、整理交接班本等。

(5)相关护理时数:与护理活动相关的护理工作时间总和,例如清点物品、会议、检查、在职培训、咨询、走路、补充物品、核对医嘱、清洗物品、看公告、借物、传送物品、物品维修、整理环境等。

(6)私人时间:与患者护理无关的个人活动时间,例如用餐、私人交谈、喝水、休息、去洗手间等。

2. 相关变量定义

(1)病区执业护士实际上班小时数:统计周内住院病区所有执业护士实际上班小时数之和。

包含:病区护士上班小时数、病区护士长上班小时数、病区返聘护士上班小时数、取得执业资格的规培护士上班小时数。

排除:未取得护士执业资格人员上班小时数、非病区护士上班小时数,如手术室、门诊等。

(2)住院患者实际占用床日数:统计期间住院病区每天 0 点住院患者实际占用的床日数总和。

包含:占用的正规病床日数、占用的临时加床日数。

排除:占用的急诊抢救床日数、占用的急诊观察床日数、占用的手术室床日数、占用的麻醉恢复室床日数、占用的血液透析室床日数、占用的接产室的待产床和接产床的床日数、占用的母婴同室新生儿床日数、占用的检查床床日数和占用的治疗床床日数。

(二)指标的意义

24 小时平均护理时数是指平均每天每位患者所获得的执行所有护理活动时间(小时),反映了患者获得的护理服务量。护理时数根据护理工作性质可以分为直接护理时数、间接护理时数、相关护理时数和私人时间,而直接护理时数反映患者直接获得的护理服务项目的时间,是评价护理是否到位的关键指标。

临床中,因病房建设布局、病房环境因素、患者数量、服务模式、信息化建设、护士人力等因素,影响护理时间的分配,进而影响护理结局。多项实证研究的结果都显示,患者能否得到足够的照护直接关系到患者的诊疗结局。患者院内感染等不良事件的发生、护士工作满意度,甚至患者死亡率均与患者获得的直接护理时数相关。

因此,作为护理管理者应掌握患者护理时数指标数据,并通过测量获知直接护理时数、间接护理时数、相关护理时数、私人时间的分布情况,通过管理合理增加直接护理时数,合理配置护士人力,提升工作效率。

虽然目前仍没有一定标准以界定护理人员应提供多少的直接护理时数才是合理的,但作为护理管理者及护士,应重视如何增加提供给患者的直接护理时间,以改善患者结局。

(三)计算公式

$$\text{每住院患者 24 小时平均护理时数}=\frac{\text{同期执业护士实际上班小时数}}{\text{统计周期内实际占用床日数}}$$

说明:①“统计周期”是质量管理者关注的时间段,如某年、某季、某月、某一天或班次等;②执业护士上班小时数,包含所有在岗执业护士人数,如进修学习护士具备执业资格注册地点临时变更到进修单位并担任护理岗位等,某在岗小时数可纳入统计护理时数范围。

四、不同级别护士的配置

(一)指标定义

1. 不同级别护士的配置相关指标定义

(1)不同级别护士的配置:指在医疗机构或其部门中,不同能力级别护士在本机构或部门所有执业护士中所占的比率。“能力”需要用具体的维度来测量。常用的维度有工作年限、学历和卫生技术职称等。

(2)护士的工作年限:指护士执业后从事护理工作的年限,推荐划分为5个级别,分别是年限<1年、1~2年(含1年)、2~5年(含2年)、5~10年(含5年)、10~20年(含10年)、≥20年。

(3)学历:指个体在教育机构的学习经历,通常指学习者最后也是最高层次的学习经历,以教育部门批准实施学历教育、具有国家认可文凭颁发权利的学校及其他教育机构所颁发的学历证书为凭证。学历可分为5个级别,分别是中专、高职高专、大学本科、硕士研究生、博士研究生。

(4)卫生技术职称:指经国务院人事主管部门授权的相关机构组织评审的卫生系列专业技术职务级别。护士的卫生技术职称可划分为5个级别,分别是护士、护师、主管护师、副主任护师、主任护师。

2. 相关变量定义

（1）卫生技术职称：取得相应技术资格证书，以医院实际聘用为主。

（2）学历：以取得的最高学历证书为准。

（二）指标的意义

分析不同级别护士的配置，旨在让护理管理者除了关注护理团队的数量和规模外，还要关注护理团队的能力结构，护士能力级别（简称能级）不同，能够胜任的工作也不同。让能力级别较低的护士承担复杂的工作，会直接影响护理质量；让能力级别较高的护士反复从事简单的工作，会增加护理工作的成本。而且，如果工作与能力级别长期不对应，会导致护理队伍不稳定。

护理团队的能力级别结构以合理为佳，并非高学历、高年资、高职称的人员越多越好。故此，测量护理能力级别结构，可以提醒管理者厘清本护理单元负责的护理业务中，哪些工作需要高年资、有经验的人员承担，哪些工作要求高学历，哪些工作对技术职称有特定的要求，然后将护理工作的复杂程度与护理人力的能力级别对应起来，合理配置护理人力。

（三）计算公式

$$\text{某级别护士的比率}=\frac{\text{同期某级别护士人数}}{\text{统计周期内护士总人数}}\times 100\%$$

五、护士离职率

（一）指标定义

1. 护士离职率　指在一定统计周期内，某医疗机构中护士离职人数与累计在职护士总数（统计周期末护士在职人数与统计周期内护士离职人数之和）的比率，是反映医疗机构内护理人员流动性和稳定性的重要指标。

2. 相关变量定义　执业护士离职人数是指医院中所有在护理岗位工作的执业护士自愿离职的人数。

包含：自愿离职的执业护士。

排除：因退休、死亡或被辞退而离开医院的护士，在同一医院岗位调整的护士。

（二）指标的意义

护士离职率是衡量护士人力资源流动状况的一个重要指标，反映一定时间内护士队伍的稳定性。护士离职率过高特别是骨干人才的流失，会直接影响护理质量；招聘与培训新进人员，会增加医院的人力成本；而且，如果离职率长期保持较高的水平，会导致护理队伍不稳定，影响医院声誉。但是，离职率并不是越低越理想，适当比例的离职能够加快组织成员的新陈代谢，给护士带来机遇和挑战，促进护理专业的交流和发展，特别是岗位胜任能力差、专业思想不稳定的护士的离职反而有利于提高护士队伍的质量。

所以，护士离职率以合理为佳，测量护士离职率不仅要关注离职的数量，更应关注不同级别结构、不同岗位、不同工作表现的护士的离职情况，以及离职对组织造成的影响。然后，在增加或调配人力，保证充足护理配备的同时，对重点离职群体进行重点分析，针对性地采取管理改进措施。同时，注重完善优胜劣汰制度和引进竞争机制，促进护理人员的流动，保持护理队伍的活力与竞争力。

（三）计算公式

$$\text{护士离职率}=\frac{\text{同期护士离职人数}}{\text{统计周期末护士在职人数}+\text{统计周期内护士离职人数}}\times 100\%$$

$$\text{某级别护士离职率}=\frac{\text{同期某级别护士离职人数}}{\text{统计周期末某级别护士在职人数}+\text{统计周期内某级别护士离职人数}}\times 100\%$$

第三节　过程指标

（一）住院患者身体约束率

1. 身体约束率　住院患者在医疗机构任何场所，任何徒手或采用物理的、机械的设备、材料，或者使用患者附近不易移动的设施，来限制患者活动或正常运用身体的自由。其使用率即统计周期内住院患者约束具使用天数占统计周期内住院患者总人日数的百分率。由于ICU、精神科、神经内科、神经外科等病区约束具使用较普遍，建议目前对这些特殊科室进行约束具使用的数据监测。

2. 约束　指一切用身体、药物、环境等措施来限制患者活动能力的行为。

3. 身体约束　使用任何物理或机械性设备、材料或工具附加在邻近患者的身体上，患者不能轻易将其移除，限制患者的自由活动或使患者不能正常接近自己的身体。

4. 药物约束　通过给药来限制患者活动或用于控制意外行为。但用于患者病情特殊或精神疾病治疗的情况除外。

5. 隔离（环境约束）　指把患者独立安置于单独的房间，防止他们离开，也可看作约束的一种形式。

6. 约束用具　是指对自伤、可能伤及他人的患者限制其身体或身体某部位的活动，以达到维护患者安全，保证治疗、护理顺利进行的各种用具。身体约束的装置包括皮制或棉质的腕关节或踝关节约束带、约束大单、软带或背心、连指手套、骨盆带、衣服或背带、轮椅安全带和床档等。

（二）相关变量定义

1. 住院患者身体约束日数　统计周期内，住院患者身体约束的总日数。每位患者每天约束 1 次或 1 次以上、约束 1 个或多个部位均计为 1 天。如身体约束患者从医院 A 科转入 B 科，身体约束日作为 1 日计算，由转出科室记录约束日数。

2. 身体约束　指住院患者在医疗机构任何场所，使用任何物理或机械性设备、材料或工具附加在或邻近于患者身体，限制患者自由活动或使患者不能正常接触自己的身体。

排除：术中因体位需要的约束；麻醉恢复室的约束；药物约束；床档约束；因疾病需要的空间约束；儿童注射临时制动。

（三）指标的意义

临床护理服务质量是考评医疗机构质量的重要指标，各个环节的护理内容都需要严格进行质量控制，约束也不例外，以避免自我伤害、非计划拔管、坠床等保障患者安全为目的，身体约束是在我们国家医院部分护理领域经常采取的护理行为。在全球发达国家中，身体约束的使用已经是一个很有争议的问题，尽管是为了保护患者，但是约束却带来了更多负面问题，例如导致皮肤创伤、压疮（又称压力性损伤）、便秘、抑郁、愤怒、功能下降等，这些问题可能增加患者烦躁等不良情绪，甚至会让患者受到更严重的伤害，增加患者的病死率和住院费用。通过对住院患者身体约束率的监测，医院或部门能够及时获得约束具使用率、约束具使用导致的不良事件和约束具使用的关联信息。通过根本原因分析，找到过度使用约束具的因素，可采取一系列有效的预防策略和替代疗法,减少约束具的使用和克服约束具使用的不良反应。相关研究表明,护士是直接负责患者安全的主体,也是身体约束的直接实践者,护理人员在约束实践中扮演重要角色,只有拥有正确的认知才能做出正确的决策与实践。因此,监测活动首先起始于护理人员对约束具使用危害的认知,不然就有可能导致约束具的过度使用。

通过医院管理团队和医务人员的共同努力,找到有效的替代措施,努力减少约束具的使用,从而提高住院患者的安全性、减少患者的病死率和住院费用等。因此,以指标监测获得信息为引导的持续质量改进活动,是日常医院患者安全管理的重要内容。由于护理人员在患者身体约束中起着很重要的作用,以护理人员为主导、以团队合作为基础的住院患者身体约束率的监测具有非常重要的意义。

(四)计算公式

$$住院患者身体约束率=\frac{同期住院患者身体约束日数}{统计周期内住院患者实际占用床日数}\times 100\%$$

身体约束率的其他相关指标计算方法扩展:除了基本公式的统计方法,也可以根据自己医院管理的需求采取不同的统计方法,如统计平均每位住院患者的约束时长等。

第四节　结果指标

一、住院患者跌倒发生率

(一)住院患者跌倒相关指标定义

1.跌倒　指住院患者在医疗机构任何场所,未预见性地倒于地面或倒于比初始位置更低的地方,可伴或不伴有外伤。所有无帮助及有帮助的跌倒均应包含在内,无论其由生理原因(如晕厥)或是环境原因(如地板较滑)造成。若患者是从一张较低的床上滚落至垫子(地面)上也应视其为跌倒并上报。

2.跌倒伤害　指患者跌倒后造成不同程度的伤害甚至死亡。跌倒对患者造成的影响根据美国国家护理质量指标数据库(National Database of Nursing Quality Indicators,NDNQI)做出的分级定义有以下几种。①无:没有伤害。②严重度 1 级(轻度):不需或只需稍微治疗与观察的伤害程度,如擦伤、挫伤、不需要缝合的皮肤小撕裂伤等。③严重度 2 级(中度):需要冰敷、包扎、缝合或夹板等医疗或护理处置与观察的伤害程度,如扭伤、大或深的撕裂伤、皮肤撕破或小挫伤等。④严重度 3 级(重度):需要医疗处置及会诊的伤害程度,如骨折、意识丧失、精神或身体状态改变等。⑤死亡:患者因跌倒产生的持续性损伤而最终致死。

3. 住院患者跌倒发生率 统计周期内住院患者跌倒发生例次数(包括造成或未造成伤害的)与统计周期内住院患者总人日数的千分比称为住院患者跌倒发生率。

4. 住院患者跌倒伤害率 统计周期内住院患者跌倒发生伤害例次数与统计周期内有记录的跌倒例次数的比率称为住院患者跌倒伤害率。

5. 跌倒伤害严重度 1 级比率 统计周期内住院患者跌倒发生伤害严重度 1 级的例次数与同期住院患者有记录的跌倒发生伤害例次数的比率。

6. 跌倒伤害严重度 2 级比率 统计周期内住院患者跌倒发生伤害严重度 2 级的例次数与同期住院患者有记录的跌倒发生伤害例次数的比率。

7. 跌倒伤害严重度 3 级比率 统计周期内住院患者跌倒发生伤害严重度 3 级的例次数与同期住院患者有记录的跌倒发生伤害例次数的比率。

8. 住院患者 包括所有住院患者和急诊观察室患者。

(二)相关变量定义

1. 住院患者跌倒发生总例次数 统计周期内所有住院患者在医疗机构任何场所发生的跌倒例次数之和。同一患者多次跌倒按实际发生频次计算。

2. 跌倒 住院患者在医疗机构任何场所,未预见性的倒于地面或倒于比初始位置更低的地方,可伴或不伴有外伤。

包含:同一患者多次发生的跌倒、坠床。

排除:非医疗机构场所发生的跌倒、非住院患者(门诊、急诊留观室等)发生的跌倒、住院患儿生理性跌倒(小儿行走中无伤害跌倒)。

计算方法:系统自动合计。

跌倒总例次数=跌倒无伤害(0 级)+跌倒轻度伤害(1 级)+跌倒中度伤害(2 级)+跌倒重度伤害(3 级)+跌倒死亡例次数之和。

(三)指标的意义

住院患者跌倒是医院内患者不良事件之一,跌倒可能导致严重甚至危及生命的后果。跌倒的发生与医院的整体管理、护理质量、患者教育、疾病因素和治疗方法等密切相关。跌倒发生率的高低是评价医院患者安全的重要指标之一。美国医疗机构评审联合委员会在患者安全目标中指出,跌倒是护理质量的核心指标,也是护理的一项敏感指标。采用某些工具来评估并辨别有较高跌倒风险的患者,实施跌倒预防措施,对发生的跌倒事件进行监测和上报,医院或部门能够及时获得跌倒发生的频率、严重度和跌倒发生相关联的其他信息。通过对根本原因分析,使患者跌倒的相关危险因素得到及时识别,在医院管理团队和医务人员的共同努力下,找到有效的预防措施,努力减少跌倒不良事件的发生,借此提高住院患者的安全性。住院患者发生跌倒造成的伤害,不但给患者带来身体和精神上的痛苦,也给医院的整体利益带来损失,包括增加患者的住院时间和医疗费用、增加护理人员的工作任务、影响床位周转率等。

因此,以指标监测获得的信息为基础引导的持续质量改进活动,是日常医院患者安全管理的重要内容。由于护理人员直接接触患者,是控制导致患者跌倒的不安全因素的主要实施者,这些活动包括及时正确评估患者跌倒的高危因素,通过循证获得预防跌倒的最佳措施予以实施,评估跌倒预防措施的落实率,防止责任缺陷。管理部门通过对跌倒发生率、伤害率和伤害程度的分析,得到造成患者跌倒的特异性因素,完善医院预防跌倒管理制度、优化预防流程、提高护士人力资源配备,改进与跌倒关联的系统原因包括环境因素、设备因素、人员因素、治疗因素、患者教育因素等,防止类似的事件再次发生。因此,护理人员介导的以团队改进为基础的住院患者跌倒发生率的监测具有非常重要的意义。

(四)计算公式

1. 公式1

$$住院患者跌倒发生率=\frac{同期住院患者中发生跌倒患者例次数}{统计周期内住院患者实际占用床日数}\times 1\ 000‰$$

说明:所有的住院患者、急诊观察室的患者发生的跌倒,同一患者多次跌倒每次都需要计1例。

2. 公式2

$$住院患者跌倒伤害率=\frac{同期住院患者中发生跌倒伤害例次数}{统计周期内有记录的患者跌倒例次数}\times 100\%$$

3. 公式3

$$\text{跌倒伤害某等级比率}=\frac{\text{同期住院患者中发生跌倒伤害某等级患者例次数}}{\text{统计周期内住院患者中发生跌倒伤害例次数}}\times 100\%$$

4. 公式4

$$\text{跌倒评估某风险等级患者跌倒发生比率}=\frac{\text{同期跌倒评估某风险等级患者发生跌倒例次数}}{\text{统计周期内住院患者中跌倒发生例次数}}\times 100\%$$

5. 公式5

$$\text{某原因跌倒发生率}=\frac{\text{同期某原因跌倒病例次数}}{\text{统计周期内住院患者中跌倒发生例次数}}\times 100\%$$

说明:公式4某风险等级按不同评分量表分级原则确定,指跌倒发生时最近的一次跌倒评估风险等级;公式5主要原因的分类参考等级医院评审建议,可分为药物、患者自身因素、环境危险因素及器材设备等因素。

二、医院获得性压疮发生率

(一)住院患者压疮相关指标定义

1. 压疮　美国国家压疮咨询委员会(National Pressure Ulcer Advisory Panel,NPUAP)和欧洲压疮咨询委员会(European Pressure Ulcer Advisory Panel,EPUAP)联合定义压疮:皮肤和皮下组织的局限性损伤,通常发生在骨隆突处,一般由压力或压力联合剪切力引起。因弥漫性蜂窝织炎、散在性的胶带撕脱伤、动静脉功能不全、糖尿病相关神经病变及失禁造成的皮肤损伤均为非压力因素导致,不属于压疮范畴。

压疮包括医院获得性压疮(hospital-acquired pressure ulcers,HAPU,院内压疮)、社区获得性压疮(community-acquired pressure ulcers,CAPU)。

2. 医院获得性压疮　又称院内压疮,是指患者在住院期间获得的压疮,即患者入院24小时后新发生的压疮,也包括社区获得性压疮患者在住院2小时后又发生了新部位的压疮。入院24小时内发生的压疮应纳入社区获得性压疮。

3. 院内压疮发生率　是指统计周期内住院患者压疮新发病例数与周期内住院患者总数的百分比。

4. 压疮现患率　是指在某一特定时点住院患者中已经发生压疮的总人数(包含HAPU和CAPU)与该时点住院患者总数的百分比。

（二）相关变量定义

1. 住院患者Ⅱ期及以上医院获得性压疮（包括黏膜压疮）新发病例数 统计周期内患者入院24小时后新发的Ⅱ期及以上压疮例数。院外带入压疮患者，若入院24小时后新发生的Ⅱ期及以上压疮计作1例，同一患者一次住院期间发生1处或多处Ⅱ期及以上压疮，均计作1例，期别按最高期别统计。

2. 医院获得性压疮 患者入院24小时后新发生的压疮。

包含：2期及以上压疮、深部组织损伤、不可分期、医疗器械相关性压疮、黏膜压疮。

排除：因动脉阻塞、静脉功能不全、糖尿病相关神经病变或失禁性皮炎等造成的皮肤损伤；社区获得性压疮。

（三）指标的意义

压疮的发生会增加患者的痛苦、住院时间、医疗费用和病死率，给患者、家庭和社会带来沉重负担，也增加护理工作量。在严重压疮治疗过程中，患者感受到的疼痛程度不亚于一般的癌性疼痛。在英国，每治愈1例Ⅰ期压疮需1 064英镑，Ⅳ期压疮需10 551英镑；在美国，每治愈1例压疮需要2 000～70 000美元。压疮还延长患者住院时间，增加出院30天内的再住院率。院内压疮的发生，除了与患者自身因素（如疾病严重程度、年龄、营养状况）有关外，还与临床护士认知因素（如对压疮风险防范意识不强、专业知识掌握不全面）、行为因素（如专业护理不到位、健康宣教未落实、对患者的动态评估不及时、压疮护理措施不规范、针对个体的压疮防范重点不到位），以及其他因素（如护理人力不足、防范设施不完善、管理者监控的时效性滞后）密切相关。除患者因素外，护理人员认知、行为及人力等因素均是护理服务范畴内的活动。

另一方面，护士是患者皮肤的直接护理者和观察者。护理人员通过院内压疮发生率的监测，分析院内压疮发生的现状、趋势、特征及影响因素，为其预防、控制等管理活动提供科学依据，以进行历史性、阶段性的自身比较，或与国家、地区标杆水平进行横向比较，并进行目标性改善，采取针对性的压疮护理措施与管理，可避免院内压疮发生，减轻患者痛苦，提高其生活质量。

院内压疮是一个持续动态的过程，通过早期干预，可以防止已发生的压疮进一步恶化，减少Ⅲ～Ⅳ期压疮的发生率是医院压疮管理的重要目标，可以更好地反映医院压疮的综合管理水平。

（四）计算公式

1. 公式1

$$医院获得性压疮发生率=\frac{同期住院患者压疮新发病例数}{统计周期内住院患者总数}\times 100\%$$

2. 公式2

$$医院获得性压疮现患率=\frac{某一特定时点住院患者压疮病例数}{该时间段住院患者总数}\times 100\%$$

$$(1)不同分期压疮构成比=\frac{某一特定时点某期压疮个数}{该时点压疮总个数}\times 100\%$$

$$(2)不同部位压疮构成比=\frac{某一特定时点某部位压疮个数}{该时点压疮总个数}\times 100\%$$

$$(3)不同风险患者压疮构成比=\frac{某一特定时点某等级风险患者发生压疮病例数}{该时点压疮总例数}\times 100\%$$

说明：院内压疮现患率用于计算某一个特定时点的压疮现患率，能较为全面反映压疮的存在情况，包括社区获得性压疮及医院获得性压疮，国内外均较多使用。压疮现患率常用于分析压疮流行趋势、流行特征，也可以用来佐证临床压疮发生率的真实性，了解压疮现存情况，可反映护理管理质量。

三、插管患者非计划拔管发生率

（一）插管患者非计划拔管相关指标定义

非计划拔管（unplanned extubation，UEX）又称意外拔管（acidental extubatin，AE），是指患者有意造成或任何意外所致的拔管，即非医护人员计划范畴内的拔管。非计划拔管通常包含以下情况：①未经医护人员同意患者自行拔除导管；②各种原因导致的导管滑脱；③因导管质量问题及导管堵塞等情况需要提前拔除导管。

非计划拔管通常以非计划拔管发生率来描述，即计算统计周期内住院患者发生的某导管UEX例数占该周期内某导管留置总日数的比例，或者是占该周期内导管置管总例数的比例。

（二）相关变量定义

1. 气管导管非计划拔管例次数　统计周期内住院患者留置气管导管

（包含气管插管导管和气管切开导管）发生非诊疗计划范畴内的拔管例次数总和。

包含：患者自行拔除气管导管；各种原因导致的气管导管滑脱；因导管质量问题及导管堵塞等情况需要提前拔除气管导管；因导管相关感染需提前拔除气管导管。

排除：导管留置时间达到上限，拔除或更换导管；非住院患者拔管，如门诊患者和急诊抢救患者。

2. 导尿管非计划拔管发生例次数　统计周期内住院患者留置导尿管发生非诊疗计划范畴内的拔管例次数总和。同一患者在统计周期内发生导尿管非计划拔管次数按实际发生频次计算。

包含：患者自行拔除导尿管；各种原因导致的导尿管滑脱；因导管质量问题及导管堵塞等情况需要提前拔除导尿管；因导管相关感染需提前拔除导尿管。

排除：符合拔管指征，遵医嘱拔管；临时导尿；尿管留置时间达到上限，拔除或更换导管；非住院患者拔管，如门诊患者和急诊抢救患者。

3. 中心静脉导管非计划拔管例次数　统计周期内住院患者留置中心静脉导管（central venous catheter，CVC）发生非诊疗计划范畴内的拔管例次数总和。同一患者在统计周期内发生 CVC 非计划拔管例次数以按实际发生频次计算。

包含：患者自行拔除 CVC；各种原因导致的 CVC 滑脱；因导管质量问题及导管堵塞等情况需要提前拔除 CVC；因导管相关感染需提前拔除 CVC。

排除：符合拔管指征，遵医嘱拔管；导管留置时间达到上限，拔除或更换导管；非住院患者拔管，如门诊患者和急诊抢救患者。

4. 外周中心静脉导管非计划拔管例次数　统计周期内住院患者留置外周中心静脉导管（peripherally inserted central venous catheter，PICC）发生非诊疗计划范畴内的拔管例次数总和。同一患者在统计周期内发生 PICC 非计划拔管例次数以按实际发生频次计算。

包含：患者自行拔除 PICC；各种原因导致的 PICC 滑脱；因导管质量问题及导管堵塞等情况需要提前拔除 PICC；因导管相关感染需提前拔除 PICC。

排除：符合拔管指征，遵医嘱拔管；导管留置时间达到上限，拔除或更换导管；非住院患者拔管，如门诊患者和急诊抢救患者。

5. 胃肠管（经口、鼻）非计划拔管发生例次数　统计周期内住院患者留置（经口、鼻）胃肠管发生非诊疗计划范畴内的拔管例次数总和。同一患者在统计周期内发生胃肠管（经口、鼻）非计划拔管次数按实际发生频次计算。

包含：患者自行拔除胃肠管；各种原因导致的胃肠管滑脱；因导管质量问题及导管堵塞等情况需要提前拔除胃肠管。

排除：符合拔管指征，遵医嘱拔管；单纯洗胃、胃肠造瘘管、导管留置时间达到上限，拔除或更换导管；非住院患者拔管，如门诊患者和急诊抢救患者。

6. 某类导管留置总日数　统计周期内住院患者留置某类导管的日数总和。

排除：当天置入并拔除的某类导管。

计算方法：①累计本季度医院每天0点住院患者某类导管带管数。②某根导管留置日数=该导管的拔除日期-置入日期。带管入院的患者以入院当日算起，带管出院患者以出院日期为止。

（三）指标的意义

非计划拔管发生率是反映患者安全的重要指标，体现了护理质量的水平。患者因治疗、手术以及抢救等情况下需要置管，因此这些管路对于抢救患者的生命和维持健康有重要意义。管路管理的要点包括管道的置入、固定、观察、维护以及评估和拔管等，其中固定、观察、维护等管理环节，都是护理服务范畴内的活动，这些活动中任何一个环节有失误，都可能导致UEX的发生。故此，UEX是衡量护理质量的敏感指标。

另一方面，护理人员通常也是UEX这一“结果”的最先发现者。护理人员对UEX的系统分析，有助于及时发现UEX的现状、趋势、特征及危险因素，为其预防、控制和质量改进目标的制定提供科学依据。分析拔管发生原因并制定相应的防范措施，减少UEX发生，最终提升整个医护团队的服务规范性。而这个过程，又是护理团队提升专业性和影响力的过程。

（四）计算公式

1. 计算方法1

$$\text{非计划拔管发生率}=\frac{\text{同期某导管 UEX 例次数}}{\text{统计周期内该导管留置总日数}}\times 1\,000‰$$

2. 计算方法2

$$\text{非计划拔管发生率}=\frac{\text{同期某导管 UEX 例次数}}{\text{统计周期内该导管置管总例数}}\times 100\%$$

说明:①如果同一患者某类导管多次发生 UEX,则按频次计算拔管数例;②统计周期内该导管的留置总日数为该周期内某管道每天带管例数之和,例如,记录9月1日至9月30日每日某科室带尿管的患者数然后将这30天内每天的带尿管患者数进行加总,便得到9月份该科室的尿管留置总日数;③计算方法2中,统计周期内该导管置管总例数,包括周期内原有置管例数和新增置管例数。拔管后重新置管以及常规更换的导管均纳入新增置管例数中。

第一种计算方法是目前国内外较普遍的计算方法,尤其常用于重症医学科气管插管 UEX 监测。2011 年三级综合医院评审标准中对导管感染率监测也沿用了这一方法。然而,导管留置总日数的数据采集和计算相对复杂,这种方法的主要特点是考虑了住院日对 UEX 的影响,住院日较长会增加 UEX 的风险,而且不同留置管道周期时间段内 UEX 发生率和特征有差别,通过进一步分析可以得出 UEX 的高发周期,从而进行针对性干预。第二种计算方法比较简单,但不足之处在于未考虑置管日数对其的影响,并且结果数值波动范围比较大。

四、导尿管相关尿路感染发生率

(一)导尿管相关尿路感染相关指标定义

1. 导尿管相关尿路感染　导尿管相关尿路感染(catheter-associated urinary tract infection,CAUTI)指患者留置导尿管期间或者拔除导尿管48小时内发生的泌尿系统感染。CAUTI 的诊断主要依据临床表现结合病原学检查。

2. 临床诊断　患者出现尿频、尿急、尿痛等尿路刺激症状,或者有下腹触痛、肾区叩痛、肉眼尿液混浊、伴有或不伴有发热,并且尿检白细胞男性≥5个/高倍视野,女性≥10个/高倍视野,插导尿管者应当结合尿培养。

3. 病原学诊断　在临床诊断的基础上,符合以下条件之一。

(1)清洁中段尿或导尿留取尿液(非留置导尿)培养革兰氏阳性球菌菌落数每毫升≥10^4菌落形成单位,革兰氏阴性杆菌菌落数每毫升≥10^5菌落形成单位。

(2)耻骨联合上膀胱穿刺留取尿液培养的细菌菌落数每毫升≥10^3菌落形成单位。

(3)新鲜尿液标本经离心应用相差显微镜检查,每30个视野中有半数视野见到细菌。

(4)经手术、病理学或者影像学检查,有尿路感染证据的。

患者虽然没有症状,但在1周内有内镜检查或导尿管置入,尿液培养革兰氏阳性球菌菌落数每毫升≥10^4菌落形成单位,革兰氏阴性杆菌菌落数每毫升≥10^5菌落形成单位,应当诊断为无症状菌尿症。

(二)相关变量定义

1. 导尿管相关尿路感染　指患者留置导尿管期间或拔除导尿管48小时内发生的泌尿系统感染。

2. 导尿管相关尿路感染发生例次数　统计周期内住院患者留置导尿管期间或拔除导尿管48小时内发生的泌尿系统感染例次数。同一患者在统计周期内发生导尿管相关尿路感染例次数按实际发生频次计算。

(三)指标的意义

CAUTI是全球范围内最为常见的卫生保健相关感染,是医院和长期照护机构(long-term care facility,LTCF)广泛使用导尿管所致。绝大多数医院获得性尿路感染与留置导尿管相关,在美国,每年CAUTI占医院感染的35%~45%。而住院患者医院血流感染中约15%由CAUTI所致,是医院血流感染最常见的原因之一。在长期照护机构中,5%~10%的患者长期留置导尿管并伴有菌尿症。因CAUTI几乎不会直接导致患者致命性损伤,不易引起人们的重视,但与之相关的感染会随之上升,可导致菌血症、败血症、脓尿症等严重感染,增加患者痛苦,延长住院时间。据美国相关文献报道,患者发生CAUTI后,平均住院时间延长6天,费用额外增加1 000~4 500美元。

一直以来,CAUTI作为医院感染控制(感控)的指标,诊断、治疗主要由医生完成,因此,较少受到国内护理人员的重视。然而留置导尿作为临床常见的侵入性操作,由医生和(或)护理人员独立或合作完成,而导尿管相关维护则主要由护理人员完成。因此,CAUTI的发生与护理质量密不可分,CAUTI作为患者结局指标直接反映了临床护理质量。无论是导尿管置入时的无菌技术要求,还是长期留置导尿患者的尿管护理与清洁都与护理工作息息相关。因此,如何针对性提高护理质量,降低CAUTI的发生是护理人员的职责所在。

（四）计算公式

$$\text{导尿管相关尿路感染发生率}=\frac{\text{同期留置尿管中尿路感染例次数}}{\text{统计周期内患者留置导尿管总日数}}\times 1\ 000‰$$

说明：如果某患者在监测期间发生 2 次以上尿路感染，则计算相应次数。

五、中心导管相关血流感染发生率

（一）插管患者非计划拔管相关指标定义

1. 中心导管相关血流感染　指患者留置中心导管期间或拔除中心导管 48 小时内发生的原发性的，且与其他部位存在感染无关的血流感染。

中心导管相关血流感染（central line-associated bloodstream infection，CLABSI）发生率是指统计周期内监测场所 CLABSI 发生例次与同期该监测场所中心导管插管留置的总日数的千分比。相较其他场所，ICU 的中心导管相关血流感染发生率较高。

2. 中心导管　中心导管（central line，CL）指导管尖端位于或接近心脏或以下大血管，包括主动脉、肺动脉、上腔静脉、下腔静脉、头臂静脉、颈内静脉、锁骨下静脉、髂外静脉、股静脉以及新生儿的脐静脉或脐动脉，用于输血、输液、采血、血流动力学监测的血管导管。常见的中心导管有非隧道式中心静脉导管、隧道式中心静脉导管、外周中心静脉导管（PICC）和完全植入式静脉输液港等。

3. 血管导管相关感染　血管导管相关感染（vessel catheter-related infection，VCAI）是指留置血管导管期间及拔除血管导管后 48 小时内发生的原发性且与其他部位感染无关的感染，包括血管导管相关局部感染和血流感染。患者局部感染时出现红、肿、热、痛、渗出等炎症表现，血流感染除局部表现外还会出现发热（>38 摄氏度）、寒战或低血压等全身感染表现。血流感染实验室微生物学检查结果：外周静脉血培养细菌或真菌阳性，或者从导管尖端和外周血培养出相同种类、相同药敏结果的致病菌。

（二）相关变量定义

1. PICC 相关血流感染发生例次数　统计周期内住院患者留置 PICC 期间或拔除 PICC 48 小时内发生的原发性血流感染例次数。同一患者在统计周期内发生的 PICC 相关血流感染例次数按实际发生频次计算。

2. CVC 相关血流感染发生例次数　统计周期内住院患者留置 CVC 期间或拔除 CVC 48 小时内发生的原发性血流感染例次数。同一患者在统计周期内发生的 CVC 相关血流感染发生例次数按实际发生频次计算。

3. 中心血管导管相关血流感染发生例次数　PICC 相关血流感染发生例次数+CVC 相关血流感染发生例次数。

(三)指标的意义

中心导管相关血流感染作为护理质量评价的重要结局指标,涉及许多中间环节,如手卫生、导管敷贴更换、输液管路更换等,其环节质量与中心导管相关血流感染发生率直接相关。因此,除了监测中心导管相关血流感染发生率作为结局指标,还需控制手卫生依从率、导管敷贴更换频率与正确率、输液管路更换频率与正确率等过程指标。

1. 导管置入　我国中心导管的置入经历了由医生独立操作逐渐演变至多专业均可独立完成的阶段,现在部分医院可由麻醉专科护士或静脉输液治疗(静疗)专科护士进行操作。研究发现置管时未严格执行无菌技术会大大增加感染的风险,而操作不熟练导致的反复穿刺和反复损伤是导管感染的主要危险因素。有研究结果显示,由置管操作次数≤50 次的操作人员放置的中心导管的相关血流感染风险比熟练者高 2 倍以上。因而,现今在培养 PICC 专科护士时对实践经验要求设置为完成 50 次以上穿刺作为授证的基本要求。

2. 导管维护　中心导管维护主要由临床护士完成。维护的主要环节包括手卫生、导管敷贴和输液管路的更换频率、更换方法、皮肤消毒剂的选择等。重症监护室是危重患者集中照顾的单元,中心导管分布密集,过程质量的管控尤为重要。

3. 中心导管相关血流感染发生率　是一个多元化的指标。

从管理角度看,这是一个医疗机构质量管理指标。不仅直接反映了一个医疗机构的医院感染管理水平,也间接反映出该医疗机构的整体医疗水平和管理水平;不仅直接反映监护室的结局质量,还间接反映了监护室诊疗及护理工作的环节质量。

从患者角度而言,它是一个以患者为中心的结局质量指标。从评价患者结局切入,还原整个诊疗过程是否将患者安全放在首位。

从专业角度考虑,它是一个典型的护理敏感质量指标。护理人员是患者的直接照顾者，更多、更新的集束照顾方案需要通过护理人员之手实施。因此，该指标能够很好地反映临床护理质量，同时该指标还与其他护理敏感质量指标如监护室床护比、监护室护士培训率等直接相关。

（四）计算公式

$$\text{中心导管相关血流感染发生率}=\frac{\text{同期中心导管相关感染例次数}}{\text{统计周期内中心导管插管总日数}}\times 1\ 000‰$$

说明：中心导管插管总日数是指统计周期内所监测患者中每根中心导管插管天数总和。

六、呼吸机相关性肺炎发生率

（一）呼吸机相关性肺炎相关指标定义

呼吸机相关性肺炎（ventilator-associate pneumonia，VAP）是指建立人工气道（气管插管或气管切开）并接受机械通气时所发生的肺炎，包括发生肺炎 48 小时内曾经使用人工气道进行机械通气者。ICU 患者病情危重，免疫力低下，其中建立人工气道并接受机械通气的患者更是医院内获得性肺炎的高危人群，因此将这类人群的肺炎称为 ICU 呼吸机相关性肺炎。

VAP 的诊断困难，争议较大，临床表现和影像学改变通常不典型。根据现有研究证据，VAP 的诊断主要依据临床表现结合影像学改变和病原学检查。

1. 临床诊断　①胸部 X 射线影像可见新发生的或进展期的浸润阴影；②体温≥38 摄氏度或<36 摄氏度；③气管、支气管出现脓性分泌物；④外周血细胞计数>10×10^9/升或<10×10^4/升。

当临床表现满足①，且同时满足②～④中的至少 2 项则考虑发生了 VAP。

2. 微生物学诊断　VAP 的临床表现缺乏特异性，早期获得病原学检查结果具有重要意义。通常首选经气管导管吸引分泌物，其次为通过气管镜保护性毛刷或气管镜肺泡灌洗获取样本，48～72 小时培养后获得结果。另外，可通过气道分泌物涂片检查快速检测，涂片检查结果以≥2% 的白细胞内有微生物吞噬为阳性标准。其他推荐的方法有感染生物标志物检查，如血液 C 反应蛋白和降钙素水平的升高也具有一定的临床意义。

（二）相关变量定义

1. 有创机械通气总日数　统计周期内所监测住院患者经人工气道（包括气管插管和气管切开）接呼吸机辅助通气的日数总和。

有创机械通气指需要通过气管插管或气管切开建立有创人工气道进行机械通气的方法。

包含：有创机械通气。

排除：无创机械通气和手术麻醉气管插管。

计算方法：①根据每日有创机械通气长期医嘱跨越 0 点的次数之和；②有创机械通气结束日期减去开始日期计算。

2. VAP 发生例次数　统计周期内住院患者建立人工气道（气管插管或气管切开）接受机械通气 48 小时后发生肺炎的例次数，机械通气撤机、拔管后 48 小时内出现的肺炎也属于 VAP 范畴。同一患者在统计周期内发生的呼吸机相关性肺炎例次数按实际发生频次计算。

包含：使用人工气道进行机械通气 48 小时后新发生的肺炎；机械通气撤机、拔管后 48 小时内出现的肺炎。

（三）指标的意义

国内外 VAP 的发病率、病死率均较高，可导致机械通气时间和住院时间的延长，住院费用增加。研究显示 VAP 发生率为 6%～52% 或 1.6～52.7 例/千机械通气日，病死率为 14%～50%。在美国，VAP 导致每次住院费用的增加超过 4 000 美元。

重症患者存在多种与 VAP 发生相关的危险因素，包括患者的基础状态、诊疗相关操作及药物治疗等。目前已证实通过 ICU 护理人员采取适当预防措施可以有效降低 VAP 的发生。这些措施包括以下几点。

1. 与呼吸机相关的预防措施　如呼吸机的清洁与消毒、呼吸机回路的更换频率、湿化器类型的选择与更换频率、吸痰装置的选择与更换频率等。

2. 与操作相关的预防措施　如气管插管路径、声门下分泌物吸引、气管内导管套囊压力控制、气管切开的时机、床头抬高、肠内营养和口腔清洁等。

3. 与药物相关的预防措施　如湿化吸入药物、消化道脱污染药物等。

此外，对循证医学制定的集束化预防方案能有效降低 VAP 的发生达成共识，各医疗机构可视具体情况，在遵循循证方法的原则下，制定适合、有效、安全且易于实施的护理集束化方案。通过落实方案，达到有效降低 VAP

发生率的目的。亦可通过 VAP 的监测和分析，审查护理过程的规范性与落实率，针对性地制定改进方案，改善护理质量，降低患者发生 VAP 的风险。

（四）计算公式

$$\text{呼吸机相关性肺炎感染发生率}=\frac{\text{同期呼吸机相关性肺炎感染例次数}}{\text{统计周期内有创机械通气总日数}}\times 1\ 000‰$$

说明：呼吸机相关性肺炎感染例数是指在统计周期内所有经人工气道机械通气患者发生 VAP 的例数总和。如果某患者在监测期间发生 2 次以上感染，则计算相应次数。有创机械通气总日数是指在统计周期内所监测患者经人工气道接呼吸机辅助通气的天数总和。

第五节 护士执业环境问卷

一、护士执业环境的定义

护士执业环境指促进或制约护理专业实践的工作场所的组织因素，包括护士工作的物理环境和组织环境。健康的执业环境中的组织架构、工作制度、工作流程、工作关系等有利于员工实现组织目标，并在工作中获得个人满足。

1992 年，约翰斯·霍普金斯大学的 Zelauskas 等学者提出，护士执业环境是一种通过授权使护士对工作拥有更多的自主性、控制权和责任感的工作环境。美国重症护理协会（American Association of Critical Care Nurses，AACN）在 2005 年发起的“建立和支持健康工作环境”的倡议中，认为健康工作环境的 6 个标准是：充足的护理人员、独立的决策、有效的沟通、多学科协作的氛围、可靠的领导团队和社会对护士工作的认可。2007 年，美国的护理管理专家 Lake 提出，健康的护士执业环境包括护士工作自主、护理质量优良、护士作为专业人才被尊重、护理领导者的授权、促进职业发展的文化环境、医务人员之间的良好沟通。国内学者的研究认为，除以上内容外，护士执业环境还应包括工作本身的特征，如工作重要性、复杂程度。20 世纪 80 年代早期，美国护士严重短缺，美国护士协会（American Nurses Association，ANA）通过对 41 家“成功招聘和留用护士”的医院（磁性医院）的护士和管理者进行调查研究，总结了这些医院赢得良好声誉的因素，包括充足合理的护士配置、弹性的工作时间、强有力支持性的领导、工作被认可、护士参与管理且沟通顺畅、医护关系好、年薪制而不是小时薪酬制、专业提升、职业进阶机会、不同层级护士搭配等。

综上所述,健康的护士执业环境的内涵可归纳为:有机会参与医院事务管理,护士工作有自主性,护理质量优良,护理人力、物力配备合理,领导管理可靠,医护关系和谐,薪酬待遇及社会地位合理,有利于专业及个人发展等。

二、护士执业环境的意义

1993 年 ANA 通过美国护士资格认证中心(American Nurses Credentialing Center,ANCC)建立了磁性医院认证项目,认可那些能够为提供优质护理服务而营造健康执业环境、对专业护士具有像磁铁一样的吸引力的医院。磁性医院认证项目的建立和不断完善,促进了护士执业环境的优化,对于保证患者安全和护理专业发展具有积极的意义。2004 年美国医学研究会发表了一篇“保证患者安全:改变护士执业环境”的报告,报告指出,护士执业环境对患者的安全就像对护士的安全一样有重要影响。

大量研究表明,护士执业环境是影响患者结局的关键因素之一。健康的护士执业环境,能直接提高护士工作满意度,降低护士离职率,减少不良事件以及由于不良事件导致的医疗花费。定期测量分析评价护士执业环境,采取卓有成效的措施,建设健康的执业环境,有助于改善患者结局,增加医院的经济效益和社会效益。

(一)护士执业环境可以影响患者安全

护士执业环境会影响护士的操作,影响不良事件的发生率;构建优化的病区工作环境可以有效地避免不良事件的发生。

健康的护士执业环境可以降低患者的死亡率。美国一项针对 564 家医院的调查研究显示,拥有健康的护士执业环境的医院,其 1 个月内患者死亡率、抢救失败率比执业环境差的医院分别低 14%、12%。美国学者 Evans 等调查研究发现,执业环境良好的医院其患者死亡率比执业环境差的医院低 20%。Aiken 等对宾夕法尼亚州的 168 所医院进行调查发现,将缺乏工作人员且护理环境极差的医院,与拥有好的执业环境(充足的人员配备、大多数受过高等教育的护士)的医院相比,其外科手术死亡率高出 60%多。

护理人员配备和组织支持低于平均水平，可使患者不良事件的发生率升高，如跌倒、损伤、患者抱怨等。Lake 等从美国国家护理质量指标数据库中选取拥有不同执业环境的 636 家医院进行横断面研究，发现执业环境好的医院的患者跌倒率比执业环境差的医院低 5%。健康的护士执业环境可以改善护理质量、提高医院护理的安全性、提高患者的满意度、缩短患者住院时间。健康的护士执业环境与高质量的护理服务、高水平的住院患者满意度、低水平的患者病死率相关。

（二）护士执业环境可以影响护士执业安全

不良的护士执业环境会对护理人员造成身体和精神上的安全威胁。Clarke 等对宾夕法尼亚州 188 所医院进行调查，发现执业环境好的医院针刺伤发生率比执业环境差的医院低 1/3。调查显示，大约 1/4 的护理人员因为是护士而遭受到歧视，大于 1/5 的护理人员遭受过身体的伤害，大多调查对象都受到过言语上的侮辱；口头上的侮辱大都来自患者、患者家属、医生，几乎所有身体上的伤害都来自患者。

（三）护士执业环境可以影响护士的专业行为

健康的护士执业环境可以培养护士的专业行为（如决策能力），降低护士疲溃感和离职率，提升护士工作满意度，有利于护士专业能力的发挥，在护理工作中更好地发挥热情和施展能力，实现他们的职业抱负。有证据显示，一个大型学术医疗机构在 2007—2008 两年里，通过降低护士离职率节约了 560 万美元。

不良的护士执业环境会让护士不满意自己的职业，在临床工作中出现麻木、疲溃、懈怠、隐性离职或离职，影响患者安全。比如，护士不能及时给药或错误给药、患者跌倒率增加；护士对有潜在危险的患者预见性和监测力降低，造成医疗浪费，甚至造成医务人员与患者之间的不信任，降低了患者的满意度。

健康的护士执业环境还可以增加护理专业的吸引力。一项对加拿大 666 名护理毕业生进行的调查，结果显示护理质量、护理工作的类型、薪酬、医院的品牌吸引力被护理毕业生视为重要的影响就业选择的因素。

护士执业环境与患者安全、护理质量密切相关。管理者通过对护士执业环境分析，了解科室、医院、地区、国家的护士执业环境状态，分析其对护理质量的影响。在此基础上，从改善护士执业环境入手，提高护士的工作满意度，提高护理质量，提高医院的经济效益和社会效益。

三、护士执业环境的测评

护士执业环境是影响护理质量的结构性指标，而护理质量是护士执业环境的构成因素之一。因此，管理者通过执业环境测评，不仅可以分析护士执业环境的状况，从结构面入手，还可以改善或维持有利于提升护理质量的护士执业环境。而护理质量的提升，又会进一步改善护士执业环境，使护理质量管理进入良性的、螺旋上升的轨道。

客观有效的护士执业环境测评工具可以帮助管理人员了解并分析护士执业环境，为持续改进护士执业环境提供依据和方向。

第四章　专科护理质量指标

第一节　专科护理质量指标概述

护理质量指标按照目标管理可分为结构指标、过程指标和结果指标，按照临床应用范围可分为通用监测指标和专科监测指标。通用指标如压疮发生率、跌倒发生率等，适合于医院各个护理单元，专科护理质量评价指标血管活性药物规范使用执行率、经桡动脉行冠状动脉介入术后穿刺部位并发症发生率可反映专科护理内涵，促进专科护理质量内涵提升。

一、专科护理质量指标检测目的及意义

专科护理质量指标是结合专科疾病特点、贴合临床患者的实际需要而建立与实施的，能体现专科护理特色，提高专科护理质量，提升护理服务内涵，改善患者结局，让患者享受到专业化、个性化服务，为患者安全提供保障，同时能促进护士专科能力提升；此外能敏感、客观、真实地反映护理质量的水平，为临床护理的质量评价提供科学、客观的依据。建立并应用具备专科特异性的护理质量指标，可为护理质量持续改进提供可追溯的量化数据，为护理管理者精细化管理提供方法及工具。

二、国内外专科护理质量指标现状

1. 国外专科护理质量指标　国外专科护理质量指标起步较早，美国医疗机构评审联合委员会（Joint Commission on Accreditation of Healthcare Organization，JCAHO）率先发起了对护理评价指标体系的系列研究，通过建立指标体系对护理质量进行测定、评价。进入 20 世纪 90 年代，护理质量指标的研究已经成为热点问题。在此期间，开展了针对急症医疗机构护理质量指标的研究和预实验，利用甄选的 10 个护理质量指标对护理结果进行监控。与此同时，通过多种研究方法，对专科护理质量指标的研究也进一步得到加强。进入 21 世纪，美国护理质量指标的研究从急症护理机构扩展到以慢性

病、老年病为主的社区、护士之家等非急症护理机构,并针对护理质量指标问题,展开了护理质量与护理指标关系的研究。

2. 国内专科护理质量指标　国内专科护理质量指标处于探索阶段,近年来,专科护理质量评价体系的研究在护理管理过程中得到越来越多的关注。如于秀荣等针对产科工作流程,从产妇入院、分娩到出院全过程各项护理项目进行评估筛选,建立了21项产科护理敏感质量指标;黄丽华应用改良版的德尔菲技术确认出16项产科护理质量指标;孙琳等在借鉴医疗病种质量指标体系研究方法的基础上,以胸心外科常见病种为研究对象,通过文献回顾、专家咨询等方法,形成了胸心外科病种质量评价指标体系;王红等开展了创伤脊柱外科病种护理质量评价体系的系列研究,制定了3项一级指标、13项二级指标和10项三级指标;孙慧慧等通过专家访谈开展了普外科加速康复护理质量指标体系的构建研究;李静等人通过采用德尔菲法构建神经内科专科护士评价的指标体系,为神经内科专科护士的选拔、培训、使用、考核和管理提供借鉴。目前,国内外已对普通外科、肿瘤科、呼吸科、心内科、骨科、放疗科、手术室等专科构建了护理质量评价指标,但存在的不足是未形成完善的指标评价和临床应用体系,特别是在临床中的效果分析和质量的改进报道较少。

整体而言,我国专科护理质量指标起步晚,发展不成熟,标准化质量管理体系尚处于探索阶段,目前的研究领域比较局限,且各项指标由于受到地域和人群样本量的限制,其成效和适用性有待进一步研究。

三、目前专科护理质量指标存在的局限性

1. 指标的制定不够客观　目前我国大多运用文献回顾和专家咨询法为主的质性研究,构建指标后很少对量表进行实证研究。

2. 指标内容相对滞后　内容不能全面、准确地反映专科质量,无法体现护理质量的多维性。

3. 指标的应用形式单一　目前国内专科护理质量评价大多以护理管理者单向检查的形式为主,大部分为院内评价,指标的制定者和执行者均是护理管理人员,缺少独立于医院外的第三方评价,质量检查流于形式,很难保证评价结果的客观、公正。

第二节　专科护理质量指标检测

一、专科护理质量指标检测原则

（一）指标构建原则

需遵循SMART原则，无论是制定基础护理质量指标还是专科护理质量指标都须符合SMART原则，5个原则缺一不可。

1. S（specific）-具体的　专科护理质量指标的制定不能笼统，要有标准的定义、数据收集方法、操作可行的检测方法以及明确的时限。

2. M（measurable）-可测量/衡量的　专科护理质量指标是可量化的，有明确的质量标准及评价标准，同时可以通过不同渠道获取到的，如信息系统、现场查看、结果追踪等渠道。

3. A（attainable）-可达成　设定的改进目标需在付出努力的情况下可以实现，避免设立过高，预期达不到会让护理人员失去信心，或者改善过程压力过大效果将反之；过低的目标或找不到质量的核心问题及有力的措施，起不到质量持续改进的作用。

4. R（relevant）-具有一定相关性　专科护理质量指标要和本专业护理实际工作相关，为科室常见的、经常出现的或是急需改进的质量，避免出现不可通过护理干预实现的目标。

5. T（time-bound）-截至日期/期限　明确指标检测的时间，如月度、季度或年度。

（二）专科指标的特性

1. 重要性　指标要符合本专科的患者特点，结合专科质量管理中的难点和重要性选择需要检测或改善的指标。

2. 科学性（信效度）　指标应以循证护理为依据，实施临床调查及信度和效度检验，聚焦指标的正确性和有效性。

3. 可行性　评估指标的效率和可操作性，对临床质量改善有决策指导性。

4. 设定目标　短期、阶段性及长期目标的设定是保障指标实现质量持续改进的关键。

5. 可持续监测　指标要实现长期持续监测，体现护理质量的多维性。

二、专科护理质量指标检测流程

1. 组建指标研究小组　①护理管理者：如护理部主任、科护士长、护士长，主要负责整体把控指标检测的科学性、可行性、核心问题讨论与关键问题决策及工作进度；②相关专业医师：除本专科内医师外，还应邀请相关专业的医生参与，如神经内科，要将康复、血管外科等专业人员纳入，主要负责提出疾病专业上、经验上的意见和建议，以及参与质量改进中涉及的医疗改进部分；③护理研究生：发挥专业优势，负责数据的收集、结果的统计与分析，以及论文的撰写等；④专科护士：负责提供临床实践经验、护理感受，进行护理措施的实践，以及实施过程中的问题反馈；⑤患者/家属参与：负责提供患者需求及感受，评价护理专科护理质量改善的效果。

2. 查阅文献　广泛查阅国内外相关文献，检索的数据库应该包括中国知网、万方数据库、维普中文科技期刊数据库、中国生物医学数据库、PubMed、Cochrane Library、Embase、Web of Science 等。

3. 小组讨论、头脑风暴法　指标的选择需要小组成员全部参加，做好会前准备工作，明确会议主题，提前将会议的主题、议程通报给参会者，让参会者提前准备、提前思考；会议中主持人要熟悉并掌握头脑风暴法的要点和操作要素，摸清主题现状和发展趋势，引导参会人员畅所欲言；主张独立思考，各种设想全部记录下来，禁止批评和讨论。推荐使用六顶思考帽的方法，在召开不同阶段、不同主题的会议时，使用不同思维的思考帽。

4. 建立指标（初稿）　将通过小组讨论后的内容，整理出本专业中所有需要关注检测的指标，注意该阶段的核心是“全”，管理者将指标按照临床实践中的重要性、优先性、急迫性进行初步的排序。

5. 专家论证确立指标　明确初步建立的指标的定义、意义、标准、数据收集方法、计算方法等，组织相关专家进行至少两轮的函调/论证，指标研究小组结合专家意见进行讨论，确定检测指标，注意该阶段的核心是“重要、可行”，避免大而全。

6. 制作集束化措施、查检表　通过广泛查阅相关指南、标准、制度及文献，制定集束化护理措施（详见第五章第二节），结合集束化护理措施内容，制定查检表。

7. 全员培训　制定好的专科指标、集束化护理措施及查检表，组织本专业/科护士进行全员培训，培训后可通过观察、提问或者考核等方式了解护士的掌握情况。

8. 临床应用　按照指标的分子、分母采集临床数据，并按照查检表内容进行临床效果评价，同时要收集运行中存在的问题，也可以进行第三方评价。

9. 调整优化　将收集到的数据、资料进行整理分析，结合收集的问题，组织小组成员进行讨论，剔除不切实际的项目、细化不具体的项目，可依托系统的数据统计分析平台，动态监测专科护理质量管理中的薄弱环节和优势环节。

10. 形成标准　确定好第一版专科护理指标及评价标准，再次进行全员培训、临床应用阶段，并至实施的过程中通过 PDCA 模式进行不断的讨论、改进、调整及优化。

第五章　护理质量评价指标

第一节　通用护理质量评价指标

一、急救管理质量评价指标

1. 监测内容　急救物品、药品完好，急救设施的有效性；掌握急救相关知识；熟练掌握常用急救技能操作。

2. 评价标准　结合监测内容制定急救管理质量评价表，见表5-1。

表5-1　急救管理质量评价

护理单元：　　　　　　　　　　　　　　督查时间：　年　月　日　　　督导人：

序号	评价内容		评价细则	得分
1	应急预案与处置（20分）	资料完善（15分）	1. 科室每月进行应急预案的培训、考核（5分） 2. 制定的专科应急预案内容符合要求（5分） 3. 专科应急预案每年至少一次演练，留存视频，有演练脚本（5分）	
		现场提问（5分）	1. 护士掌握公共/专科应急预案（2分） 2. 科室应备有专科应急的相关物品/药品/设备（3分）	
2	患者转运/转科安全质量管理（35分）	转运前评估与准备（10分）	1. 护士是否认真全面评估病情（3分） 2. 是否与接收方相关人员联系（1分） 3. 是否根据病情进行物品、药品、设备的准备（2分） 4. 患者各种管道是否妥善处理（2分） 5. 转运设备是否完好，选择转运工具是否适合（2分）	
		转运中的安全（15分）	1. 转运中陪同医护人员是否符合病情需求（2分） 2. 转运中是否观察患者生命体征，及时发现病情变化（4分） 3. 转运人员的站位及转运方法是否合适并能保证患者安全（2分） 4. 转运中能正确使用转运设备、物品；患者的安全防护到位（安全带、管道固定、转运设备的固定）（5分） 5. 转运中的人文关怀是否到位（2分）	
		转运后交接（10分）	1. 床旁交接病情、物品是否全面清楚（2分） 2. 交接单填写是否及时、准确、规范（8分）（检查2份由急诊入院/转科/手术交接病例）	

续表 5-1

序号	评价内容		评价细则	得分
3	抢救管理（45 分）	抢救室管理（10 分）	1. 抢救室入住患者是否符合入住标准（1 分） 2. 抢救单元是否处于备用状态（中心吸氧装置、中心吸痰装置、输液杆、床单位、监护仪）（2 分） 3. 抢救室应配备抢救车、电动吸引器，定位放置；保持抢救设备、物品表面清洁；抢救车及仪器设备上不得放置任何其他物品（3 分） 4. 其他急救设备：呼吸机、除颤器、注射泵、远程心电图机、筒装/中心吸氧装置完好，处于备用状态（2 分） 5. 抢救室管理资料及各种登记完善。抢救室工作制度，抢救流程、抢救仪器操作流程（如吸氧、吸痰、简易呼吸器、心电图、心电监护等），抢救车药品、物品分布图，抢救药品、物品、设备目录，抢救药品的作用、不良反应一览表（附药品说明书），建立抢救车、抢救药品、物品、设备核查交接登记（2 分）	
		抢救车管理（25 分）	1. 抢救车封条完好，定位放置，专人管理（5 分） 2. 抢救药品、物品定量、定位放置，标示清晰；清单必须和实际相符；质量完好；均在有效期内（10 分） 3. 每班查对抢救车及药品、物品；每月大查对一次。血压计应定期校对、手电筒应每月检查，保持电量充足（5 分） 4. 抢救车启用或更换物品后应在 2 小时内核查、补充、封存完毕，并规范登记抢救车核对、封存记录表（5 分）	
		护士对抢救设备、药品应用掌握情况（10 分）	1. 抽查 5 种专科常用急救药品的名称、剂量、作用、用法（5 分） 2. 抽查 1 种急救设备的使用（5 分）	
督查意见：				

注：

①使用范围：适用于所有护理单元。

②备注：一级质控（每个单元至少查 5 名患者/5 名护士），三级质控（每个单元至少查 2 名患者/2 名护士）。

3. 目标/基准值　急救物品完好率 100%；急救质量平均分≥90 分，合格率≥90%。

4. 监测方法及数据来源　专家组根据评价内容要求，通过现场查看、资料回顾、护士模拟操作等方式进行。

5. 相关制度　抢救室管理制度、护理安全管理制度、抢救相关技能操作。

二、标准化护理管理质量评价指标

1. 监测内容　护理人力资源充足并调配合理；护士长执行力；护士长手册记录及时准确；一级质控架构合理，存在的问题及时反馈并追踪整改；结合科室专科特点定期开展专科培训、组织业务查房及疑难病例讨论，提升专科能力；专科宣教内容全面，患者操作性强；按护士层级进行合理的岗位设置、使用，体现能级对应；有完善的科室带教管理制度、计划、评价考核。

2. 评价标准　结合监测内容制定标准化护理管理质量评价表，见表5-2。

表5-2　标准化护理管理质量评价

护理单元：　　　　　　　　　　　　督查时间：　年　月　日　　　　督导人：

序号	评价内容	评价细则	得分
1	人力资源管理 （10分）	1. 护理人力资源充足并配置合理，查看科室护理排班（4分） 2. 查看科室假期留存记录及假期类别（2分） 3. 查看护士长在科护士长、护理部请假备案记录是否一致（2分） 4. 护士长假期管理在科室排班及时呈现并标注（2分）	
2	执行力 （5分）	1. 护理部下发管理资料，3日内科室需下载留存（1分） 2. 护士长知晓并理解内容（1分） 3. 1周内组织科室传达培训并查看现场效果（1分） 4. 科室人员知晓并理解，随机抽查2人（1分） 5. 护士长参与晨晚间交接班（1分）	
3	护士长手册 （5分）	1. 及时完成周/月/年记录内容（3分） 2. 记录完善，内容客观真实（2分）	
4	质控管理 （20分）	1. 有护理质量管理架构图（1分） 2. 质控人员数量和资质设置合理（1分） 3. 有质控小组工作职责、管理制度（1分） 4. 制度及职责内容清晰明确（1分） 5. 护士长参与进行，查看质控小组日常督导记录，纸质版和电子版均可（2分） 6. 科室查检表记录内容全面、客观真实（3分） 7. 每月10号内完成月质控查检表内容汇总（2分） 8. 各层级人员发现持续改进问题，符合频次要求，月度有汇总表并反馈（2分） 9. 每月10号内完成科室质量管理分析会议（3分） 10. 会议记录内容规范（2分） 11. 访谈2名人员会议内容知晓情况（2分）	

续表 5-2

序号	评价内容	评价细则	得分
5	不良事件管理（10 分）	1. 科内发生事件按级别时限要求及时进行讨论并追踪（3 分） 2. 院级典型事件讨论每月 10 号之前完成（2 分） 3. 记录内容客观翔实，规范呈现（2 分） 4. 访谈 2 名人员对讨论内容及改进措施掌握及落实情况（3 分）	
6	专科护理（10 分）	1. 有专科疾病护理常规及公休座谈会。每月落实患者健康教育，有课件、有照片（2 分） 2. 根据专科特点制定科室管理制度、流程（2 分） 3. 根据科室岗位设置，有明确的岗位职责及流程（2 分） 4. 制定内容与实际工作相符并具可操作性，及时更新（2 分） 5. 记录完善，随机访谈2 人掌握情况，或现场查看与实际是否相符（2 分）	
7	护理查房（10 分）	1. 有年度计划并按需及时调整，每月至少 2 次（2 分） 2. 按照科室管理需要，丰富护理查房类别及形式（2 分） 3. 记录规范，有签到、有照片（2 分） 4. 访谈 2 人掌握情况（2 分） 5. 及时发现并提供典型病例进行院级疑难病例讨论、查房和会诊（每季度至少完成 1 例）；资料留存完善规范（签到单、现场照片、讨论记录）（2 分）	
8	业务学习（10 分）	1. 有年度计划并按需及时调整，每月至少 2 次，根据工作需要增加或动态调整，形式可创新、多样化（2 分） 2. 内容涵盖护理核心制度、专科疾病护理、感染相关知识、应急预案、新业务开展及前沿知识等（1 分） 3. 记录规范，有签到、有照片、有课件（2 分） 4. 访谈 2 人掌握效果（2 分） 5. 查看科室学习效果、考核评价记录（1 分） 6. 按要求组织参与院级学习，学习完成率≥80%（2 分）	
9	带教管理（10 分）	1. 有完善的科室带教管理制度、计划、评价考核（3 分） 2. 有明确的带教师资人员，资质及能力符合管理要求（2 分） 3. 现场访谈并查看规范带教情况（5 分）	
10	层级管理（10 分）	1. 按层级进行合理的岗位设置、使用，体现能级对应（2 分） 2. 按层级进行绩效考核并落实（2 分） 3. 按层级进行培训与考核（2 分） 4. 现场访谈并查看层级管理执行效果（2 分） 5. 各种记录及时、规范（2 分）	
督查意见：			

注：

①使用范围：适用于所有护理单元。

②备注：一级质控（每个单元至少查 5 名患者/5 名护士），三级质控（每个单元至少查 2 名患者/2 名护士）。

3. 目标/基准值　标准化护理管理平均分≥90 分，合格率≥90%。

4. 监测方法及数据来源　专家组根据评价内容要求，通过现场查看、资料回顾、系统调阅、访谈护士、模拟操作等方式进行。

5. 相关制度　标准化护理管理建设标准、护理质量与安全管理制度、护理安全（不良）事件管理制度、护理人力资源调配制度、护士分层级管理制度。

三、给药及输血安全质量评价指标

1. 监测内容　严格执行给药医嘱和医嘱查对制度，给药过程中，认真执行手卫生；观察患者的用药反应，必要时做好相关记录；定期对用药过程中突发事件的应急预案进行培训，出现输液反应或药物外渗时及时上报不良事件；做好患者和家属给药前后的健康教育；知晓输血及输血反应处理的制度与流程，并有定期培训和考核；备血、取血时、输血前应严格执行双人核对，严格执行各种血液制品的输注；输血全程进行观察，并有记录，做好质量监控，持续改进；发生输血反应时，护士应立即停止输血，密切监测患者生命体征，观察临床症状，遵医嘱给药，并填写输血反应报告单，上报输血科和护理部；做好患者和家属输血前后的健康教育。

2. 评价标准　结合监测内容制定给药及输血安全质量评价表，见表 5-3。

3. 目标/基准值　身份识别执行率/正确率 100%；给药差错发生率 0；口服给药不良问题（漏服药、未按时服药、服错药、药品遗失、擅自服药）发生率 0；给药及输血安全质量平均分≥90 分，合格率≥90%。

4. 监测方法及数据来源　专家组根据评价内容要求，通过现场查看、资料回顾、系统调阅、访谈护士及患者等方式进行。

5. 相关制度　2016 年中华护理学会《输液治疗实践标准》、2014 年国家卫计委《静脉治疗护理技术操作规范》、查对制度、安全给药制度、观察、了解和处置患者用药与治疗反应制度、静脉用药在病区分散调配管理制度、临床输血护理工作制度。

表 5-3　给药及输血安全质量评价

护理单元：　　　　　　　　　　　　督查时间：　年　月　日　　督导人：

序号	评价内容	评价细则	得分
1	安全管理 (45 分)	1. 在岗护士(含实习护士)佩戴带有秒针的手表。患者输液速度安全、合理,无患者调节滴速(2 分) 2. 落实安全给药制度,有效查对。给药前反问式核对、查看腕带 PDA 扫描与给药执行单是否一致(15 分,未做到不得分) 3. 给药前告知患者药名、主要作用及不良反应(4 分) 4. 给药时应核对给药执行单,清晰记录给药时间、滴速、签名(4 分) 5. 发放单剂量口服药时看患者服到口,注明并交代药物服用时间、频次、剂量,服用特殊要求、注意事项(4 分) 6. 注射器抽取的药物标识清晰;输液以外用途的输液器有警示标识(2 分) 7. 输液巡视:查看有无渗漏、管道脱落、不良反应、静脉滴注速度是否合理(2 分) 8. 静脉给药在规定时间内使用(<4 小时的前后半小时内给予;4 ~ 12 小时的前后 1 小时内给予)(2 分) 9. 胰岛素一人一支,无多人混用,放置符合要求(3 分) 10. 高危用药(高浓度电解质、化疗药物、注射用抗凝剂、胰岛素等)进行双人核对(3 分) 11. 外周血管不应输入高浓度、刺激性强的药物。患者发生静脉炎时处理方法正确(2 分) 12. 使用激素类药物雾化后及时清洁口腔及面部(1 分) 13. 冰袋不应使用液体代替(1 分)	
2	药品管理 (10 分)	1. 注射药、内服药、外用药分开放置、标识醒目、先进先出;高危药品单独区域放置(2 分) 2. 外观相似、名称相似药品有安全防范措施(1 分) 3. 冷藏、避光保存等药物储存方法正确(1 分) 4. 封管使用单剂量生理盐水,不应在走廊进行抽吸药物(2 分) 5. 口服药未及时发放的有交班记录,出院患者带药及时发放(2 分) 6. 备用药品管理规范(2 分)	

续表 5–3

序号	评价内容	评价细则	得分
3	宣教培训（10 分）	1. 病区每半年进行一次专科药物知识培训。护士知晓作用、不良反应、注意事项（2 分） 2. 病区备有常用药物、专科药物纸质版药品说明书（1 分） 3. 病区每年进行一次安全给药制度培训（1 分） 4. 患者知晓所用药物名称、主要作用、注意事项。如扩血管药造成体位性低血压等进行宣教（2 分） 5. 规培护士、实习护士等入科 1 周内进行病区常用药物、专科药物主要作用、使用注意事项等培训，并知晓（2 分） 6. 当月培训主要内容在层级考核中应有体现，培训效果良好（2 分）	
4	给药通道维护（10 分）	1. 查看患者输液附加装置（肝素帽、无针接头、三通）无回血，敷贴无卷边、松动、潮湿、污染，敷贴下无渗血，标识清晰（3 分） 2. PICC/中心静脉等评估记录规范；输液结束使用 10 毫升以上注射器脉冲式封管，双腔中心静脉导管输液结束应同时脉冲式封管（2 分） 3. 输液泵、注射泵泵药前双人核对药物剂量及滴速；应先输入剂量再打开调速器，体现双人核对；注射器及泵管上（泵管尾端向上 5 ~ 10 厘米）贴有标识（3 分） 4. 护士知晓需要避光的药物，输液器具全部避光（2 分）	
5	输血管理（25 分）	1. 病区每半年进行输血管理制度、应急预案及流程的培训（2 分） 2. 备血、取血、输血前、输血结束双人核对（15 分，未做到不得分） 3. 血制品输注时间符合要求（2 分） 4. 查看现住院患者配发血报告单核对时间，是否超过 30 分钟输血；查看输血各时段执行规范（4 分） 5. 护士对患者及家属进行输血全程健康宣教（2 分）	
督查意见：			

注：

①使用范围：适用于有病床的护理单元。

②备注：一级质控（每个单元至少查 5 名患者/5 名护士），三级质控（每个单元至少查 2 名患者/2 名护士）。

四、临床6S管理质量评价指标

1. 监测内容　落实6S管理规范，对病区12个工作位点（护士站、治疗室、处置间、换药室、医护办公室、护士长办公室/岗位、医护值班室/更衣室、配餐间、库房、存放间、保洁间、病房）落实6S标准；各位点整齐、整洁；物品定位/分类分区放置、标识规范清晰；无乱粘贴现象；医疗废物桶、生活垃圾桶盖处于关闭状态；消防通道畅通，无杂物堆积；节电、节能。

2. 评价标准　结合监测内容制定临床6S管理质量评价表，见表5-4。

3. 目标/基准值　临床6S管理质量平均分≥90分，合格率≥90%。

4. 监测方法及数据来源　专家组根据评价内容要求，通过现场查看方式进行。

5. 相关制度　临床6S管理规范、病区管理制度、病区消毒隔离管理制度、优质护理服务保障制度及措施。

表5-4　临床6S管理质量评价

护理单元：　　　　　　　　　　督查时间：　年　月　日　　　督导人：

序号	评价内容	评价细则	得分
1	护士站（14分）	1. 标化图位置正确、有物品摆放要求，环境、物品表面整洁；无私人物品（2分） 2. 办公椅子数量、位置合理，手消毒剂、口罩、帽子位置符合要求，职业暴露箱及溅洒箱位置合理；均符合标化图要求（3分） 3. 电脑、电线摆放整齐，位置合理（1分） 4. 病历车、口服药车、移动查房车放置位置规范（1分） 5. 护士站台面清洁，公示台签、宣教资料、便民箱、满意度二维码、绿植等摆放位置合理，整齐有序（3分） 6. 护士站台面隔断及抽屉按照标识存放登记本、办公用品、血压计、钥匙、时间治疗本等（2分） 7. 台面下物品分类放置；标识清楚，清洁、整齐（2分）	

续表 5-4

序号	评价内容	评价细则	得分
2	治疗准备室（12 分）	1. 治疗室门、治疗车抽屉及时关闭，环境、物品表面整洁，无私人物品（3 分） 2. 治疗车、各类废物桶位置符合标化图要求，治疗车上、下物品规范放置（2 分） 3. 液体摆放符合规范，治疗台面物品摆放符合无菌原则（2 分） 4. 冰箱内清洁、物品分类合理，温、湿度计使用正确（2 分） 5. 物品柜内区域划分、物品分类合理，并符合药品管理或无菌原则，标识清楚（3 分）	
3	治疗室（8 分）	1. 环境、物品表面整洁，桶装氧气安全放置，位置及清洁度符合要求，职业暴露箱及溅洒箱等物品位置符合标化图（3 分） 2. 诊断床头侧置于设备带方向，床旁凳、废物桶规范使用（2 分） 3. 物品柜内区域划分、物品分类合理，符合无菌原则，标识清楚（3 分）	
4	处置室/污物间（11 分）	1. 环境整洁，有规范的物品位置标化要求（2 分） 2. 常用物品、使用后的器械设备等分类放置、标识清楚，并符合消毒隔离管理原则（2 分） 3. 消毒供应中心待回收物品、使用过的输液巡视卡及表单、回收输液瓶等物品分类放置，标识清楚，符合消毒隔离原则（2 分） 4. 医疗废物桶、感染被服桶位置规范，标识清晰（2 分） 5. 扫床车位置正确；各层物品摆放符合消毒隔离原则，便于使用；桶装氧气安全放置，位置及清洁度符合要求；职业暴露箱及溅洒箱等物品位置符合标化图（3 分）	
5	库房/存放间（12 分）	1. 环境整洁，整理箱表面无商标；标识清晰、具体（2 分） 2. 一次性物品入箱置于距地面 20 厘米以上，清洁及办公用品分类放置，禁放纸箱类大包装（3 分） 3. 清洁被服及病号服整齐靠外、下层放置，有隔帘防尘保护（2 分） 4. 平车/轮椅放置在地标线以内，移动仪器设备等按标化要求摆放整齐（2 分） 5. 护士长办公区域整洁，柜子及抽屉内物品、资料等分类放置，私人物品固定下层位置（3 分）	

续表 5-4

序号	评价内容	评价细则	得分
6	更衣室/值班室（12 分）	1. 更衣柜摆放整齐、清洁并有编号标识，穿衣镜表面整洁无灰尘；窗帘扎起（2 分） 2. 护士服挂更衣柜门外，胸卡朝外，鞋柜内整洁、鞋顶头放置（2 分） 3. 私人物品入更衣柜；柜内整洁摆放（1 分） 4. 实习生更衣柜标识清楚，物品入柜整齐放置（2 分） 5. 值班床、桌子、凳子位置及数量符合标化要求，柜内、抽屉物品整洁放置（2 分） 6. 床上被子、枕头整洁；位置统一，无悬挂物及杂物（2 分） 7. 水杯指定位置统一放置（1 分）	
7	配餐间（6 分）	1. 桌子、椅子、柜子数量及位置符合标化图（1 分） 2. 环境及桌面清洁，柜内餐具和水杯整洁；无杂物（2 分） 3. 冰箱内外整洁，微波炉有安全使用告知及警示标识（2 分） 4. 地面无湿滑、有警示标识（1 分）	
8	病房（14 分）	1. 物品柜上、窗台、床下整洁（2 分） 2. 床头柜、床边椅整洁，放置符合标化要求，摇把备用状态（3 分） 3. 病房内空床、备用床状态，加盖床罩整洁无破损，输液架置于床头柜侧；床档功能位（3 分） 4. 窗帘、隔帘清洁、整齐，不使用时按标化位置扎起（2 分） 5. 卫生间地面无湿滑；马桶清洁无异味，物品及小型陪护椅标化放置（2 分） 6. 床、床头柜及患者储物柜终末处理规范（2 分）	
9	环境管理（11 分）	1. 科室墙面、桌面、门后无乱粘贴现象（2 分） 2. 医疗废物桶、生活垃圾桶盖及时关闭，配置手消毒剂位点合理（2 分） 3. 医生办公室环境清洁，无杂物及私人物品（2 分） 4. 消防通道、晾晒间整洁，无长明灯、长流水（2 分） 5. 床位规范放置、床号规范粘贴，床单位整洁，患者物品整齐、合理放置（3 分）	
督查意见：			

注：

①使用范围：适用于所有护理单元。

②备注：一级质控（每个单元至少查 5 名患者/5 名护士），三级质控（每个单元至少查 2 名患者/2 名护士）。

五、护理服务规范质量评价指标

1. 监测内容　保持良好的职业形象，仪态端庄，淡妆上岗，衣帽整齐，胸卡规范，精神饱满，面带微笑，举止文雅，和蔼大方；落实规范的职业用语，文明用语常挂嘴，接待患者及家属遵循“八个声音”；落实“三心服务”（放心、舒心、暖心），做到“七主动”“四轻”；提供全程的杰出服务，落实患者出入院服务流程，便民措施能满足患者需求；一科一品具有专科性、目标明确可行，落实效果好；专科健康宣教项目齐全，内容专业且通俗易懂；规范开展满意度调查，结合意见和建议实施持续改进和提升；患者对科室的整体服务满意度较好。

2. 评价标准　结合监测内容制定护理服务规范质量评价表，见表5-5。

3. 目标/基准值　护理服务规范质量评价平均分≥90分，合格率≥90%。

4. 监测方法及数据来源　专家组根据评价内容要求，通过现场查看、资料回顾、患者访谈、系统调取等方式进行。

5. 相关制度　护理服务规范、保护患者及家属合法权利工作制度、保护患者隐私制度、患者入院护理工作制度、患者出院护理工作制度。

表5-5　护理服务规范质量评价

护理单元：　　　　　　　　　　　　督查时间：　年　月　日　　督导人：

序号	评价内容	评价细则	得分
1	仪表要求（20分）	1. 着装符合要求，整洁合体，护士帽、胸卡、手表佩戴规范，护士服、帽（发卡不外露）、鞋清洁无破损，穿浅色袜子（共10分） 2. 淡妆上岗；发型整齐，头发前不过眉，侧不遮耳，后不过颈，长发盘起；染色接近自然色（共3分） 3. 不佩戴首饰；不留长指甲，不涂指甲油（共4分） 4. 佩戴口罩规范，应同时遮住口、鼻，不佩戴时及时取下（共3分）	

续表 5-5

序号	评价内容	评价细则	得分
2	行为要求（60分）	1. 知晓医院使命、愿景、核心价值观、“三心服务”（放心、舒心、暖心）（共2分） 2. 遵守医院工作纪律，坚守工作岗位，知晓岗位职责、工作流程（共4分） 3. 精神饱满，面带微笑，举止文雅，主动大方（共2分） 4. 做到“七主动”：主动问好、主动指引、主动分流、主动告知、主动扶助、主动指导、主动巡视；耐心解答患者咨询。接待患者热情周到，做到“七声”：患者初到有迎声，进行治疗有称呼声，操作失误有谦声，与患者合作有感谢声，遇到患者有询问声，接到电话有问候声，患者出院有送声（共14分） 5. 接打电话使用文明用语，电话、呼叫器及时接听处理（共3分） 6. 工作区域不得大声喧哗、闲聊；工作期间手机调至静音震动状态（共4分） 7. 不在护士站、治疗准备室、处置室、换药室等工作区域就餐（2分） 8. 护理人员做到“四轻”：说话轻、走路轻、操作轻、开关门轻（1分） 9. 进入病房前先敲门，进入病房后主动问候患者（共2分） 10. 治疗期间保护患者隐私，不在公共场所谈论患者病情、隐私，不得私自向他人公开患者病历等资料（共3分） 11. 查看患者出入院服务措施落实情况，或访谈护士出入院服务流程掌握情况（共10分） （1）入院要求：①主动热情接待新患者，对患者及家属用尊称；②床旁测量入院生命体征；③入院处置及时，护理措施到位；④主动协助患者医保手续办理；⑤入院健康宣教落实到位（访谈2名患者） （2）出院要求：①床旁发放出院证，交代出院后注意事项；②患者、家属熟悉病区专科标准化的出院宣教内容；③对于无陪护患者，协助办理出院手续；④患者出院离开护士站时，主动相送 12. 掌握并落实护理安全不良事件报告制度及上报流程，熟练掌握网络上报系统并及时上报（共2分） 13. 落实危急值报告、口头医嘱执行制度及处置流程，并做好相关记录（共4分） 14. 知晓一级质控评价标准主要内容、一级质控架构及质控形式、上月科室质控重点问题及反馈内容（共3分） 15. 知晓护理绩效分配方案：考评办法、奖惩细则（共2分） 16. 知晓本病区水、电、氧气总开关的位置，知晓消防通道位置（共2分）	

续表 5-5

序号	评价内容	评价细则	得分
3	服务措施（10 分）	1. 各科有便民举措，便民措施能满足患者需求，物资缺少时及时补充(2 分) 2. 科室制定的一科一品具有专科性，目标明确可行(2 分) 3. 询问患者，查看一科一品落实效果(2 分) 4. 查看纸质版病区专科标准化入出院患者护理服务流程(共 2 分) 5. 查看入出院的相关专科健康宣教项目，内容专业且通俗易懂(共 2 分)	
4	患者满意度（10 分）	1. 按月进行满意度调查，满意度调查表填写有效，数量、比例符合要求(2 分) 2. 满意度调查有结果分析及整改情况追踪(2 分) 3. 患者知晓满意度调查渠道(如二维码等)(2 分) 4. 现场访谈 2 名患者，了解患者就医感受，一人次不满意扣 2 分(4 分)	
督查意见：			

注：

①使用范围：适用于所有护理单元。

②备注：一级质控(每个单元至少查 5 名患者/5 名护士)，三级质控(每个单元至少查 2 名患者/2 名护士)。

六、重点患者护理质量评价指标

1. 监测内容　护士长掌握病区重点患者主要病情，落实责任制整体护理及危重患者护理常规，重点患者班班交接；危重/手术患者基础护理及时、有效，符合规范；病情观察、评估、处理及时准确，落实心理护理、相应专科护理措施；责任护士全面掌握患者病情；患者/家属知晓疾病相关预防措施、饮食知识、下床活动注意事项、康复功能训练指导等；护理文书书写及时、准确。

2. 评价标准　结合监测内容制定重点患者护理质量评价表，见表 5-6。

表5-6　重点患者护理质量评价

护理单元：　　　　　　　　　　　　　　　　督查时间：　年　月　日　　督导人：

<table>
<tr><th>序号</th><th colspan="2">评价内容</th><th>评价细则</th><th>得分</th></tr>
<tr><td>1</td><td colspan="2">护理文书
（10分）</td><td>1. 各类评估及时、无漏项（2分）
2. 评估内容准确，符合疾病病情需要（1分）
3. 护理计划符合病情需求，按时修订并落实执行（2分）
4. 护理记录遵循“客观、真实、准确、及时、完整、规范”原则（2分）
5. 护理记录内容语句通畅，表述准确，使用医学术语，无错别字，体现专科疾病特点（2分）
6. 护士长或质控护士质控病历及时（1分）</td><td></td></tr>
<tr><td>2</td><td rowspan="3">责任制整体护理措施落实情况
（80分）</td><td>分级护理落实
（10分）</td><td>1. Barthel 指数评定符合患者病情（2分）
2. Barthel 指数病情变化及时评估（2分）
3. 护理级别符合患者病情（2分）
4. 按照级别要求及时巡视（2分）
5. 按照自理能力，落实病情评估、治疗、进食、身体清洁、院内感染预防等措施（2分）</td><td></td></tr>
<tr><td>3</td><td>责任护士知晓情况
（20分）</td><td>1. 护士长掌握病区病情危重/手术患者信息（4分）
2. 护士长了解病区重点患者主要病情（2分）
3. 责任护士分管床位体现能级对应（2分）
4. 查看 SBAR 沟通交接模板合理、内容记录完善（2分）
5. 责任护士了解分管患者基本情况并统筹协调所管患者的治疗、护理及检查（3分）
6. 责任护士掌握重点患者病情：患者主要诊断、阳性体征、阳性检查检验结果、主要用药（4分）
7. 知晓重点患者现存及潜在的护理问题及护理措施（3分）</td><td></td></tr>
<tr><td>4</td><td>基础护理措施落实
（10分）</td><td>1. 床单位整洁，床尾卡信息正确、完整（2分）
2. 患者佩戴腕带，松紧适宜（2分）
3. 危重/手术患者着病员服（1分）
4. 患者保持三短：指甲、趾甲、胡须短。六洁：口腔、头发、手足、皮肤、会阴、指/趾甲（男性患者根据患者需求及时修剪胡须）清洁（2分）
5. 患者皮肤完整无破损、无压痕（1分）
6. 工作中注意保护患者隐私，进行各类操作时沟通、讲解到位，及时告知相关注意事项，体现人文关怀（2分）</td><td></td></tr>
</table>

续表 5-6

序号	评价内容		评价细则	得分
5		专科护理落实(40 分)	1. 护士掌握患者各类管道名称及危险类别(2 分) 2. 责任护士掌握患者各类管道置入深度、引流液颜色、性质、量、护理要点及拔管指征(4 分) 3. 各管道评估记录及时、准确,管道置入实际深度与记录相符,详细记录引流液颜色、性质、量(2 分) 4. 现场查看各类静脉通路及相关附加装置维护规范,无回血,敷贴粘贴规范,无卷边、松动、潮湿、污染,敷贴下无渗血,标识清晰(2 分) 5. 现场查看各类留置导管维护规范:管道通畅、二次固定规范、固定部位皮肤清洁、未受压、管道标识清晰;引流管、引流袋放置位置、高度符合疾病要求;及时标注更换时间(4 分) 6. 气管切开患者评估伤口及敷料渗出情况、气道通气状况、固定带松紧适宜(4 分) 7. 责任护士知晓使用呼吸机患者辅助呼吸模式、呼吸机支持参数、呼吸及报警参数(2 分) 8. 对留置管路的躁动患者实施有效的保护性约束、松紧适宜(2 分) 9. 吸氧记录卡、输液单、翻身记录填写规范,符合要求(2 分) 10. 使用中仪器、设备报警设置符合患者病情需求,运行正常(2 分) 11. 各种风险评估准确及时,如跌倒、坠床、压疮、管道、深静脉血栓的警示标识正确应用,特殊患者约束带、床档有效使用,应用规范,防护措施到位(4 分) 12. 使用的输液泵、注射泵等双标签位置粘贴正确,输液单双人签字规范(2 分) 13. 使用 PDA 执行各项操作治疗(2 分) 14. 卧位舒适,符合专科疾病体位护理要求,≤14 分患者定时协助翻身,无院内非难免压疮发生(2 分) 15. 对非计划拔管、VAP、导尿管相关尿路感染、导管相关血流感染预防等专科护理措施落实到位(4 分)	

续表 5-6

序号	评价内容	评价细则	得分
6	健康教育 (10 分)	1. 患者及家属知晓饮食要求及注意事项(2 分) 2. 患者及家属知晓使用中仪器、设备的注意事项(2 分) 3. 患者及家属知晓用药及治疗的作用及注意事项(2 分) 4. 患者及家属知晓功能锻炼的方法、注意事项及锻炼效果(2 分) 5. 患者及家属知晓下床活动、翻身时的注意事项(2 分)	
督查意见:			

注:

①使用范围:适用于有病床的护理单元。

②备注:一级质控(每个单元至少查 5 名患者/5 名护士),三级质控(每个单元至少查 2 名患者/2 名护士)。

3. 目标/基准值　重点患者护理质量评价平均分≥90 分,合格率≥90%。

4. 监测方法及数据来源　专家组根据评价内容要求,通过现场查看、资料回顾、患者访谈、系统调取等方式进行。

5. 相关制度　护理分级、病区管理制度、护理安全管理制度、安全给药制度、患者及家属健康教育制度、护理安全标识使用管理规范、护理值班交接班制度、抢救工作制度、抢救室管理工作制度。

七、跌倒预防管理质量评价指标

1. 监测内容　落实跌倒/坠床防范与管理制度、跌倒护理标准操作规程;对住院患者进行跌倒风险评估及根据病情、用药变化的再评估,并记录;知晓患者发生跌倒的处置流程及上报流程;对跌倒事件及时总结、分析,制定防范措施,并进行质量持续改进。

2. 评价标准　结合监测内容制定跌倒预防管理质量评价表,见表 5-7。

3. 目标/基准值　跌倒预防管理质量评价平均分≥90 分,合格率≥90%;跌倒风险评估正确率 100%;防范措施落实率、健康教育落实率≥90%。

4. 监测方法及数据来源　专家组根据评价内容要求,通过现场查看、资料回顾、患者访谈、系统调取等方式进行。

5. 相关制度　跌倒/坠床防范与管理制度、跌倒护理标准操作规程、护理安全(不良)事件报告制度、护理安全管理制度、护理安全标识使用管理规范。

表 5-7　跌倒预防管理质量评价

护理单元：　　　　　　　　　　　　　督查时间：　年　月　日　　督导人：

序号	评价内容	评价细则	得分
1	评估 (20 分)	1. 掌握跌倒评估单的正确评估方法(2 分) 2. 各项评估符合病情(4 分) 3. 完整无漏项(2 分) 4. 按照评估时机正确评估(4 分) 5. 根据病情及用药变化再评估并记录(4 分) 6. 跌倒风险评估单入院 1 小时内完成(4 分)	
2	防范措施落实 (60 分)	1. 中高风险人群,腕带粘贴警示标识(5 分) 2. 中高风险人群床尾悬挂防跌倒标识(5 分) 3. 中高风险人群健康教育记录单有防跌倒宣教记录(5 分) 4. 责任护士知晓本组中高风险患者并有班班交接记录(5 分) 5. 高风险人群开具留陪医嘱(5 分) 6. 高风险人群建立诊疗计划单(5 分) 7. 高风险人群如厕及活动时有人陪伴(5 分) 8. 高风险人群患者衣着大小合适(2 分) 9. 高风险人群鞋子为低跟鞋、防滑鞋底(2 分) 10. 病床的高度设置为最低、脚轮的刹车固定(2 分) 11. 对意识不清或躁动不安者应加床档,并有家属陪护(2 分) 12. 活动区地面清洁干燥,无障碍(2 分) 13. 卫生间设置扶手、防滑垫等辅助设施(2 分) 14. 卫生间有防跌倒警示标识(2 分) 15. 走廊安装扶手(2 分) 16. 配餐间地面保持清洁、干燥(2 分) 17. 室内光照充足,床头灯可正常使用(2 分) 18. 访谈中高风险患者,患者及家属是否知晓具体防范措施(5 分)	

续表 5-7

序号	评价内容	评价细则	得分
3	护理管理（20 分）	1. 发生跌倒后 2 小时内上报不良事件报告系统(2 分) 2. 跌倒护理记录单规范记录(2 分) 3. Ⅲ级及以上跌倒不良事件,有跌倒护理会诊记录(4 分) 4. Ⅲ级及以上跌倒不良事件 3 个工作日内完成事件调查、分析、制定防范措施并记录(4 分) 5. Ⅲ级以下跌倒事件,病区护士长在 5 个工作日内完成讨论、分析、制定防范措施并记录(4 分) 6. 病区每年进行 1 ~2 次预防跌倒培训(4 分)	
督查意见:			

注:

①使用范围:适用于有病床的护理单元。

②备注:一级质控(每个单元至少查 5 名患者/5 名护士),三级质控(每个单元至少查 2 名患者/2 名护士)。

八、压疮预防管理质量评价指标

1. 监测内容　落实压疮管理制度;高风险患者 Braden 评分评估准确、记录准确,压疮预防措施落实到位;知晓患者发生压疮的上报流程;对发生压疮患者及时总结、分析,制定防范措施,并进行质量持续改进。

2. 评价标准　结合监测内容制定压疮预防管理质量评价表,见表 5-8。

3. 目标/基准值　压疮预防管理质量评价平均分≥90 分,合格率≥90%;压疮评估正确率 100%;高危压疮预防措施的执行率≥90%。

4. 监测方法及数据来源　专家组根据评价内容要求,通过现场查看、资料回顾、患者访谈、系统调取等方式进行。

5. 相关制度　压疮管理制度、护理安全(不良)事件报告制度、护理安全管理制度、护理安全标识使用管理规范。

表 5-8　压疮预防管理质量评价

护理单元：　　　　　　　　　　　　督查时间：　年　月　日　　督导人：

序号	评价内容	评价细则	得分
1	评估（30 分）	1. 正确评估判断压疮患者风险级别（共 5 分） 2. 现场查看患者压疮分期是否正确（5 分） 3. Braden 评分按照评估频次正确评估并记录，记录与病情要相符（5 分） 4. 伤口评估单要评估频次正确（5 分） 5. 伤口评估单中各项评估正确、无漏项（5 分） 6. 伤口评估单与病情相符，体现压疮的转归与变化（5 分）	
2	防范措施落实（50 分）	1. 对高风险或压疮患者根据病情制订翻身计划及压疮预防计划（5 分） 2. 现场查看患者体位是否舒适，能有效采取减压措施，受压处皮肤无发红，已有皮肤发红及压疮部位无受压（5 分） 3. 按照翻身计划，定时翻身，有记录（5 分） 4. 严格按照体位变换原则实施正确体位摆放；体位舒适，能有效减压，变换频率符合病情并有记录（5 分） 5. 有足够的翻身或局部减压用的支撑用具（5 分） 6. 患者体位双膝微曲，足跟悬空，无造成足跟跟腱处高压情况（5 分） 7. 皮肤清洁滋润、无潮湿，无皮肤过干情况（5 分） 8. 对皮肤过干或皮肤潮湿患者实施正确皮肤保护措施，合理使用皮肤屏障保护产品，如赛肤润、紫草油、水胶体、液体敷料等（5 分） 9. 对高风险或压疮患者是否进行营养评估及营养干预计划；对高风险或压疮患者现场询问家属是否知晓压疮的风险，家属是否知晓皮肤防护计划，对患者及家属有饮食指导（5 分） 10. 正确应用器械设备，按照规范做好器械相关性压疮预防，心电监护导联线、氧气面罩、鼻导管、胃管、颈托、各种支具等避免受压（5 分）	
3	护理管理（20 分）	1. 知晓发生院内压疮后 8 小时内上报不良事件报告系统，院外带入 24 小时内上报，手术患者术中压疮 30 分钟内上报（共 3 分） 2. 院内压疮 24 小时内书面会诊申请，并电话通知伤口学组；院外带入压疮根据病区需求提出会诊申请；院内压疮需在 3 个工作日内完成事件调查、分析、制定防范措施并记录；并在科内进行不良事件讨论（共 8 分） 3. Braden≤14 分责任护士悬挂警示牌并做好宣教（2 分） 4. 压疮患者病区需留存照片，照片留存与伤口评估时间需一致（每次伤口重新评估均要有照片留存，体现伤口变化），照片中有患者姓名或住院号及日期、时间（共 5 分） 5. 院内发生的压疮有追踪记录（2 分）	
督查意见：			

注：

①使用范围：适用于有病床的护理单元。

②备注：一级质控（每个单元至少查 5 名患者/5 名护士），三级质控（每个单元至少查 2 名患者/2 名护士）。

九、围手术期患者护理质量评价指标

1. 监测内容　落实患者术前、术后护理，包括健康教育、术前准备、术后并发症预防等。落实责任制整体护理及围手术期患者护理常规，班班交接；基础护理及时、有效，符合规范；病情观察、评估、处理及时准确，落实心理护理、相应专科护理措施；责任护士全面掌握患者病情；患者/家属知晓疾病相关预防措施、饮食知识、下床活动注意事项、康复功能训练指导等；护理文书书写及时、准确。

2. 评价标准　结合监测内容制定围手术期患者护理质量评价表，见表5-9。

表5-9　围手术期患者护理质量评价

护理单元：　　　　　　　　　　督查时间：　年　月　日　　督导人：

序号	评价内容	评价细则	得分
1	护理文书（12分）	1. 各类评估及时、无漏项（2分） 2. 评估内容准确，符合疾病病情需要（1分） 3. 护理计划符合病情需求，按时修订并落实执行（2分） 4. 护理记录遵循“客观、真实、准确、及时、完整、规范”原则（2分） 5. 护理记录内容语句通畅，表述准确，使用医学术语，无错别字，体现专科疾病特点（2分） 6. 护士长或质控护士质控病历及时（1分） 7. 查看SBAR沟通交接模板合理、内容记录完善（2分）	
2	分级护理落实（10分）	1. Barther指数评定符合患者病情（2分） 2. Barther指数病情变化及时评估（2分） 3. 护理级别符合患者病情（2分） 4. 按照级别要求及时巡视（2分） 5. 按照自理能力，落实病情评估、治疗、进食、身体清洁、院内感染预防等措施（2分）	
3	护士长掌握情况（8分）	1. 护士长掌握病区病情危重/手术患者信息（4分） 2. 护士长了解病区重点患者主要病情（2分） 3. 责任护士分管床位体现能级对应（2分）	

续表 5-9

<table>
<tr><th>序号</th><th colspan="2">评价内容</th><th>评价细则</th><th>得分</th></tr>
<tr><td>4</td><td colspan="2">基础护理措施落实（10 分）</td><td>1. 床单位整洁，床尾卡信息正确、完整（2 分）
2. 危重/手术患者着病员服（1 分）
3. 患者保持三短：指甲、趾甲、胡须短。六洁：口腔、头发、手足、皮肤、会阴、指/趾甲（男性患者根据患者需求及时修剪胡须）清洁（3 分）
4. 患者皮肤完整无破损、无压痕（2 分）
5. 工作中注意保护患者隐私，进行各类操作时沟通、讲解到位，及时告知相关注意事项，体现人文关怀（2 分）</td><td></td></tr>
<tr><td rowspan="4">5</td><td rowspan="4">专科护理落实（52 分）</td><td>术前责任护士方面</td><td>1. 术前宣教健康教育记录单签字落实（2 分）
2. 询问责任护士知晓患者术前检查结果及术前准备情况（2 分）
3. 询问责任护士知晓术前用药及注意事项（2 分）
4. 责任护士了解患者病情、手术目的和方式（4 分）</td><td></td></tr>
<tr><td>术前现场查看患者（检查人员访谈患者）</td><td>1. 患者腕带佩戴正确，松紧适宜，腕带信息清晰、完整（任意一项不符合均不得分）（5 分）
2. 询问患者是否知晓手术目的、麻醉方式及术前注意事项（2 分）
3. 评估患者术前准备是否完善（2 分）
4. 评价患者术前疾病、心理指导及康复锻炼科学有效（2 分）</td><td></td></tr>
<tr><td>查阅术后患者病历</td><td>1. 查看手术患者交接记录单完整、准确，无空项（2 分）
2. 术后宣教健康教育单签字落实（2 分）
3. 询问责任护士知晓患者术后主要用药名称及作用、主要护理问题及护理措施（4 分）
4. 责任护士知晓患者各类管道名称及危险类别（2 分）</td><td></td></tr>
<tr><td>术后现场查看患者（检查人员单独访谈患者）</td><td>1. 患者生命体征监测规范、及时；卧位符合病情需要；无安全隐患（6 分）
2. 各类管道有效二次固定；标识清晰规范（4 分）
3. 遵医嘱用药，用法正确；吸氧记录卡、输液单、翻身卡填写规范；及时准确记录（6 分）
4. 使用中的输液泵、注射泵等双标签位置粘贴正确，输液单双人签字规范（2 分）
5. 伤口敷料干燥整洁，胶布/敷贴无松动（3 分）</td><td></td></tr>
</table>

续表 5-9

序号	评价内容	评价细则	得分
6	健康教育 （8 分）	1. 患者及家属知晓饮食要求及注意事项（2 分） 2. 患者或家属知晓留置管道的注意事项（2 分） 3. 患者及家属知晓用药及治疗的作用及注意事项（2 分） 4. 患者及家属知晓功能锻炼的方法、下床活动及翻身注意事项（2 分）	
督查意见：			

注：

①使用范围：适用于实施手术的护理单元。

②备注：一级质控（每个单元至少查 5 名患者/5 名护士），三级质控（每个单元至少查 2 名患者/2 名护士）。

3. 目标/基准值　围手术期患者护理质量评价平均分≥90 分，合格率≥90%。

4. 监测方法及数据来源　专家组根据评价内容要求，通过现场查看、资料回顾、患者/家属访谈、系统调取等方式进行。

5. 相关制度　护理分级、病区管理制度、护理安全管理制度、安全给药制度、患者及家属健康教育制度、护理安全标识使用管理规范、护理值班交接班制度、抢救工作制度、抢救室管理工作制度、压疮管理制度、跌倒/坠床防范与管理制度。

十、午夜间/节假日护理质量管理评价指标

1. 监测内容　午夜间/节假日期间落实护理质量、护理服务同质化，包含临床 6S 管理、人力配备、护士行为规范、应急管理以及核心制度，确保患者管理质量全程无缝隙。

2. 评价标准　结合监测内容制定午夜间/节假日护理质量管理评价表，见表 5-10。

3. 目标/基准值　午夜间护理质量管理评价平均分≥90 分，合格率≥90%。

4. 监测方法及数据来源　护理总值班、护理部值班人员根据评价内容

要求，通过现场查看、患者/家属访谈、系统调取等方式进行。

5. 相关制度　护理分级制度、护理质量管理制度、病房管理制度、抢救工作制度、护理交接班制度、查对制度、给药制度、护理查房制度、患者健康教育制度、护理会诊制度、病房一般消毒隔离制度、护理安全管理制度、护理安全（不良）事件报告制度、患者身份识别制度。

表 5-10　午夜间/节假日护理质量管理评价

护理单元：　　　　　　　　　　　　　　　　督查时间：　年　月　日　　督导人：

序号	评价内容	评价细则	得分
1	临床 6S 管理（10 分）	1. 病房大门门禁管理（2 分） 2. 病区环境安静整洁，秩序良好，病区各区域物品（含药品）摆放规范，标识清晰（3 分） 3. 空床管理规范（2 分） 4. 21:00 前尽量不打开陪护床；08:00、14:30 前陪护床及时收起（2 分） 5. 关闭不必要的照明设施（1 分）	
2	人力资源管理（10 分）	1. 排班体现层级、能级对应（3 分） 2. 责任护士岗位职责清晰，分管床位有体现（3 分） 3. 夜间双班（含帮班/二线）（1 分） 4. 人力资源配备满足工作要求，科室有紧急人力资源调配记录，排班表有体现（3 分）	
3	护士行为（10 分）	1. 工作期间，不擅自离开工作岗位。无长时间浏览手机、闲聊、大声喧哗及看非专业书籍。工作期间不得会客、睡觉、干私活等（3 分） 2. 衣帽整洁、着装规范，规范佩戴胸卡，头发前不过眉、后不过肩，梳理整齐。无美甲、耳饰，手镯无外露（2 分） 3. 主动热情、礼貌待患，无怠慢、推诿患者现象；工作状态好（2 分） 4. 佩戴带秒针的手表，时间准确（2 分） 5. 主动向督导人员汇报病区情况（1 分）	
4	应急与管理（10 分）	1. 护理人员掌握专科应急预案要点（6 分） 2. 中、夜班护士掌握值班医生去向（1 分） 3. 外出患者管理规范（1 分） 4. 消防通道通畅，知晓发生火灾时如何疏散患者和陪护（1 分） 5. 患者未使用非医院配置的各种电器（1 分）	

续表 5-10

序号	评价内容	评价细则	得分
5	分级护理制度落实（30 分）	1. 知晓重点患者一般资料（床号、姓名、性别）（3 分） 2. 知晓重点患者主要（第一）诊断（2 分） 3. 查看重点患者专科护理措施落实到位，管道护理规范，防压疮、跌倒措施有效，卧位符合疾病要求。烦躁患者必要时使用约束工具（15 分） 4. 患者或陪护知晓健康宣教内容，效果佳（10 分）	
6	其他核心制度落实（30 分）	1. 护理质量管理制度（2 分） 2. 病房管理制度（2 分） 3. 抢救工作制度（2 分） 4. 护理交接班制度（2 分） 5. 查对制度（2 分） 6. 给药制度（2 分） 7. 护理查房制度（2 分） 8. 患者健康教育制度（2 分） 9. 护理会诊制度（2 分） 10. 病房一般消毒隔离制度（2 分） 11. 护理安全管理制度（3 分） 12. 护理安全（不良）事件报告制度（2 分） 13. 患者身份识别制度（5 分）	
督查意见：			

注：

①使用范围：适用于有病床的护理单元。

②备注：供护理总值班、三级质控督导使用。

第二节　专科护理质量评价指标

一、神经内科专科护理质量评价指标

（一）脑卒中偏瘫患者良肢位摆放护理质量管理标准

1. 良肢位定义　又称良姿位、抗痉挛体位，是为了保持肢体的良好功能而将其摆放在一种体位或姿势，是从治疗护理的角度出发而设计的一种临时性体位。对中风患者早期最基础的治疗，如抑制痉挛模式（上肢屈肌痉挛、下肢伸肌痉挛）、预防肩关节半脱位、早期诱发分离运动等均能起到良好的作用。

2. 良肢位摆放目的和意义

（1）目的：预防压疮发生、预防肺部和泌尿系统感染、预防痉挛模式的发生、预防肩关节脱位、预防肩手综合征。

（2）意义：促进运动功能的恢复；减少残障的发生；提高患者的生活、生命质量；为后期康复治疗打下良好的基础，不同程度降低患者致残率，为家庭和社会减轻负担；有效预防继发和废用综合征；有效预防肌萎缩、关节挛缩、足内翻、肩关节半脱位等。

3. 重点护理措施

（1）纳排标准

1）纳入标准：经 CT 或 MRI 检查符合确诊脑卒中偏瘫诊断标准，偏瘫患肢肌力在Ⅱ级及Ⅱ级以下软瘫期（弛缓性瘫痪期）者；生命体征平稳者；神志清醒，能够正常交流沟通者；具有小学以上文化程度者。

2）排除标准：生命体征不稳定的急危重症患者；意识障碍（嗜睡、昏睡、昏迷、意识模糊、谵妄、去皮质综合征、无动性缄默症、植物状态）的患者，骨折、帕金森病、精神异常者；既往遗留肢体挛缩变形，处于肌肉痉挛期的患者；肌张力高（肌张力≥2 级以上）患者；拒绝或无法配合者。

3）肌力分级标准

0 级：完全瘫痪，肌肉无收缩。

1 级：肌肉可收缩，但不能产生动作。

2 级：肢体能在床面上移动，但不能抵抗自身重力，即不能抬起。

3 级:肢体能抵抗重力离开床面,但不能抵抗阻力。

4 级:肢体能做抗阻力动作,但不完全。

5 级:正常肌力。

(2)干预时机及建议

1)肌力符合纳排标准,入院 48 小时脑梗死神经学症状不再进展且生命体征稳定者开始给予良肢位管理。

2)随时注意保护患肢,以良肢位摆放为主,适度被动活动,对抗痉挛,避免上肢屈曲,下肢过度伸展,有意识的中风患者最好的姿势是坐在椅子(轮椅)上,昏迷的中风患者最好的姿势是平躺。

3)每 1 ~2 小时变换一次体位。

4)鼓励患者通过患侧卧位增加患肢感觉刺激,减少肢体痉挛,同时适当健侧卧位,尽量减少因颈紧张性反射可能加重异常运动模式的仰卧位。

(3)支具选择:用枕头或定制辅助工具(透气性好、回弹性好、支撑力强不易变形)定位肢体外展和外旋;必要时选择固定性手矫形器、腕矫形器、踝足矫形器;对于手臂功能丧失的中风患者,不要使用头顶悬挂的吊臂和滑轮。请确保受影响的手臂的位置,并确保护理人员和家人正确处理手臂。一种定制的或现成的用来支撑关节或肢体的外部装置在特定位置体位摆放。

(4)摆放标准

1)仰卧位:头部垫薄枕,头稍转向患侧,患侧肩胛和上肢垫长枕,上臂旋后外展 20° ~40°,肘、腕均伸直;手指伸展,掌心向上;髋下、臀部、大腿外侧放垫枕;膝下稍垫起;足尖向上。

2)患侧卧位:患侧在下,健侧在上;头部垫枕,背后垫枕;患臂外展前伸旋后,患肩向前伸展,前臂旋后,上肢和躯干呈 90°,肘与腕均伸直,掌心向上;患侧下肢轻度屈曲位放在床上,健腿屈髋、屈膝向前放于长枕上;健侧上肢放松,放在胸前的枕上或躯干上。

3)健侧卧位:健侧在下,患侧在上;头部垫枕;患侧上肢伸展位置于枕上,使患侧肩胛骨向前、向外伸 90° ~100°,前臂旋前;手指伸展,掌心向下;患侧下肢取轻度屈曲位,放于长枕上,患侧踝关节不能内翻悬在枕头边缘,防止足内翻下垂。

4)床上坐位:摇起床头呈 90°,或背部用枕头支撑好,保持躯干挺直,不可倾斜,髋关节保持 90°屈曲位,双膝屈曲 50° ~60°,膝下放软枕,患侧足底放一枕；患侧上肢下放薄枕，患肩向前伸，肘关节伸直，双侧上肢伸展放于床上餐板或调节板上。

5）轮椅坐位：患者保持躯干伸直，靠住椅背，臀部尽量坐在轮椅坐垫的后方，保持身体稍前倾；患侧上肢放于胸前软枕上，可前伸或屈曲靠近身体，避免肘关节过度屈曲，手指自然伸展；在患腿外侧置软垫，纠正患腿外旋，髋关节、膝关节、踝关节均保持90°，双足垂直于膝下，平放在地板上，脚尖向前，双足分开与肩同宽，保持两足尖对称。

4. 评价标准　脑卒中偏瘫患者良肢位摆放重点措施依从性评价表（表5-11）、脑卒中偏瘫患者良肢位摆放技术操作标准（表5-12）。

表5-11　脑卒中偏瘫患者良肢位摆放重点措施依从性评价

护理单元：　　　　　　　　　　督查时间：　年　月　日　　督导人：

序号	重点措施	评价方法	评价结果（操作完整且正确选“是”）
1	执行手卫生：需洗手时机均洗手	现场观察	是□　否□ 问题：
2	专业培训每3个月1次	培训记录	是□　否□ 问题：
3	正确评估及纳入	现场评估及查看记录	是□　否□ 问题：
4	给予患者及家属相关健康教育	咨询患者或家属	是□　否□ 问题：
5	各卧位摆放标准	现场评估及查看记录	是□　否□ 问题：
6	并发症发生（肩痛、肩手综合征、肢体肿胀、失用综合征、压疮）	现场评估	是□　否□ 问题：
7	责任护士良肢位知识掌握	理论及技能考核	是□　否□ 问题：

表 5-12　脑卒中偏瘫患者良肢位摆放技术操作标准

序号：　　科室：　　姓名：　　工号：　　层级：　　分数：

项目	评分标准及细则	分值	扣分及原因	得分
准备质量（10 分）	1. 衣帽整齐、仪表端庄（不符合要求扣 2 分）	4		
	2. 用物：1 个枕头，体位垫 6 个，1 个 U 型枕，2 个小棉垫，可调节桌子，1 个量角尺（少一项扣 1 分）	4		
	3. 用物摆放合理，便于操作，携用物至患者床旁（不符合要求扣 1 分）	2		
操作流程质量（80 分）	1. 携用物至患者床旁，确定身份（询问患者姓名，PDA 扫描或核对腕带信息）（少一项扣 1 分）	2		
	2. 评估患者年龄、病情、意识状态、肌力、心理状态及合作程度，向患者（家属）说明目的，取得配合，询问患者的需求并协助解决（少一项扣 1 分）	8		
	3. 摆放标准 （1）仰卧位：头部垫薄枕；头稍转向患侧，患侧肩胛和上肢垫长枕，上臂旋后外展 20°～40°，肘、腕均伸直；手指伸展，掌心向上；髋下、臀部、大腿外侧放垫枕；膝下稍垫起；足尖向上 （2）患侧卧位：患侧在下，健侧在上；头部垫枕，背后垫枕；患臂外展前伸旋后，患肩向前伸展，前臂旋后，上肢和躯干呈 90°，肘与腕均伸直，掌心向上；患侧下肢轻度屈曲位放在床上，健腿屈、髋屈膝向前放于长枕上；健侧上肢放松，放在胸前的枕上或躯干上 （3）健侧卧位：健侧在下，患侧在上；头部垫枕；患侧上肢伸展位置于枕上，使患侧肩胛骨向前、向外伸 90°～100°，前臂旋前；手指伸展，掌心向下；患侧下肢取轻度屈曲位，放于长枕上，患侧踝关节不能内翻悬在枕头边缘，防止足内翻下垂 （4）床上坐位：摇起床头呈 90°，或背部用枕头支撑好，保持躯干挺直，不可倾斜，髋关节保持 90°屈曲位，双膝屈曲 50°～60°，膝下放软枕，患侧足底放一枕；患侧上肢下放薄枕，患肩向前伸，肘关节伸直，双侧上肢伸展放于床上餐板或调节板上 （5）轮椅坐位：患者保持躯干伸直，靠住椅背，臀部尽量坐在轮椅坐垫的后方，保持身体稍前倾；患侧上肢放于胸前软枕上，可前伸或屈曲靠近身体，避免肘关节过度屈曲，手指自然伸展；在患腿外侧置软垫，纠正患腿外旋，髋关节、膝关节、踝关节均保持 90°，双足垂直于膝下，平放在地板上，脚尖向前，双足分开与肩同宽，避免足尖外旋，保持两足尖对称	70		
全程质量（10 分）	1. 操作中以患者为中心，关心体贴患者，观察患者的反应和主诉，确保安全（做不到不得分）	2		
	2. 操作熟练，保持床单位整洁（做不到不得分）	2		
	3. 相关知识：（口述）早期良肢位摆放能使偏瘫后的关节相对稳固，可以有效预防上肢屈肌、下肢伸肌的典型痉挛模式，同时也可预防以后出现病理性运动模式，提高后期患者的生活质量（少一项扣 2 分）	6		

（二）预防脑卒中后下肢深静脉血栓护理质量管理标准

1. 定义　下肢深静脉血栓形成（deep vein thrombosis，DVT）是血液在深静脉内不正常凝结引起的静脉回流障碍性疾病，多发生于左下肢。患者表现为下肢肿胀、疼痛甚至功能障碍，慢性期可出现血栓后综合征（post-thrombotic syndrome，PTS），另外，深静脉内血栓脱落可引起肺血栓栓塞症（pulmonary thronboembolism，PTE）的发生。

2. 意义　脑卒中是一类临床高危疾病，致残率非常高，由于该类患者发病后下肢出现偏瘫，肢体活动受限后局部血液循环较缓慢，易并发下肢静脉栓塞脑卒中。据文献报道，脑卒中合并下肢深静脉血栓形成发生下肢静脉栓塞高达50%，为有效预防下肢深静脉血栓的发生，脑卒中治疗过程中需要科学有效的护理。随着现代医学护理技术的不断提升，应当深入考虑脑卒中卧床患者的护理需求，采取相应的集束化护理方法来增强患者下肢运动能力，从而达到降低下肢深静脉血栓的发生率的目的。

3. 纳入标准　经相关医学影像学检查明确诊断为新发脑卒中的患者均应采取预防 DVT 发生的集束化护理措施。

4. 集束化护理措施预防策略　依据脑卒中下肢深静脉血栓风险 Autar 评分，低危，≤10 分：采取基础预防+物理预防；中危，11～14 分：采取基础预防+药物预防+物理预防；高危，≥15 分：采取基础预防+药物预防+物理预防。

（1）基础预防

1）预防知识宣教：戒烟、戒酒；控制血糖；控制血脂；病情许可下，患者每天采取坐位、站立或下地行走；饮食宣教，如进食低盐、低脂、高蛋白、高维生素易消化饮食，避免辛辣刺激、油腻饮食，保持大便通畅。

2）落实早期功能锻炼：根据患者肌力情况，配合程度，排除已发生静脉血栓，下肢术后需制动等禁忌证后，指导可自主活动患者主动进行踝泵运动、股四头肌等长收缩运动、直腿抬高运动等早期功能锻炼，促进下肢静脉回流。制作踝泵运动等健康视频，每日上午、下午各 2 次进行播放。避开进餐结束后半小内、康复治疗等影响运动的时间，间隔 2 小时以上。根据患者病情，提醒患者进行主动运动。

3）每天做好评估：不宜在下肢行静脉穿刺；对于高危患者，应每天测量下肢的周径，每天观察患者双下肢有无肿胀、疼痛、皮肤温度和色泽变化及感觉异常等情况。

4)有效抬高下肢:膝下垫软枕,膝关节微屈15°,腘窝处避免受压;以免影响下肢静脉回流;不过度屈髋(屈髋30°~45°);下肢高于心脏水平20~30厘米。

(2)物理预防:①使用梯度压力袜;②使用抗血栓压力带;③使用间歇充气加压装置或静脉足底泵。高危患者,以上3种物理预防措施,任选1种即可。

(3)药物预防:应用普通肝素、低分子肝素、维生素K拮抗剂、Xa因子抑制剂等。使用抗凝药物期间,护士应严密观察患者出血情况,如有无皮下出血、鼻黏膜、口腔黏膜、消化道出血、尿道出血等。

5. 评价标准　脑卒中后下肢深静脉血栓预防护理质量评价表(表5-13)。

表5-13　脑卒中后下肢深静脉血栓预防护理质量评价

科室:　　床号:　　住院号:

性别:　　患者姓名:　　Autar评分:

预防方法		集束化护理措施	落实情况		
基本预防	宣教预防知识	戒烟、戒酒	□是	□否	□不涉及
		控制血糖、血脂	□是	□否	□不涉及
		病情许可下,患者每天采取坐位、站立或下地行走	□是	□否	□不涉及
	落实早期功能锻炼	踝泵运动	□是	□否	□不涉及
		股四头肌收缩运动	□是	□否	□不涉及
		直腿抬高运动	□是	□否	□不涉及
	饮食护理	进食低盐、低脂、高蛋白、高维生素易消化饮食,避免辛辣刺激、油腻饮食,保持大便通畅	□是	□否	□不涉及
	有效抬高下肢	膝下垫软枕,膝关节微屈15°,腘窝处避免受压	□是	□否	□不涉及
		过度屈髋	□是	□否	□不涉及
		下肢高于心脏水平20~30厘米	□是	□否	□不涉及
	评估	高危患者每天观察患者双下肢有无肿胀、疼痛、皮肤温度和色泽变化及感觉异常等情况	□是	□否	□不涉及
		高危患者(≥15分)测量下肢周径	□是	□否	□不涉及
		穿刺部位是否在下肢	□是	□否	□不涉及

续表 5-13

预防方法	集束化护理措施		落实情况		
物理预防（二选一）	使用梯度压力袜（≥11 分）		□是	□否	□不涉及
	间歇充气压力装置或静脉足底泵（≥11 分）		□是	□否	□不涉及
药物预防	无出血倾向观察	鼻黏膜出血	□是	□否	□不涉及
		口腔黏膜出血	□是	□否	□不涉及
		皮肤黏膜出血	□是	□否	□不涉及
		消化道出血	□是	□否	□不涉及
		尿道出血	□是	□否	□不涉及
	宣教用药健康指导		□是	□否	□不涉及

（三）预防脑卒中相关性肺炎护理质量管理标准

1. 定义　卒中相关性肺炎（stroke-associated penumonia，SAP）是指原无肺部感染的脑卒中患者罹患的感染性肺实质（含肺泡壁，即广义上的肺间质）炎症。

2. 意义　吞咽障碍是威胁卒中后患者生命的并发症之一，吞咽障碍是指不能将食物安全有效地送进胃内的过程。饮水呛咳、进食困难、误吸等症状是吞咽障碍的主要表现，研究显示，卒中后吞咽障碍的发生率为 51%～57%，3 天内发生率为 42%～67%，其中 1/3 发展为肺炎，导致 50% 患者发生误吸。针对卒中后吞咽障碍患者，若不给予及时的治疗和护理，会增加病死率和致残率，延长住院时间，降低生活质量。多个指南表明，早期筛查和评估患者吞咽功能状况，并制定个体化的护理干预措施，对预防误吸及卒中后营养不良等并发症至关重要。临床上主要通过改进食物性状、改变进食体位与姿势、早期吞咽功能康复训练等护理措施预防吞咽障碍患者发生误吸。

3. 纳排标准

（1）纳入标准：临床已经确诊为急性脑卒中者；吞咽功能经洼田饮水试验评定≥2 级者。

（2）排除标准：其他重要脏器患有严重疾病者；无法正常沟通，精神、意识障碍未留置胃管/不经口进食者；洼田饮水试验评定 1 级者。

4. 影响因素　进食体位、进食速度、进食途径、食物形态、口腔护理效果、长期卧床、呼吸道护理效果。

5. 集束化护理措施

（1）对急性卒中伴吞咽功能障碍患者使用吞咽障碍筛查量表[包含第一部分进食评估问卷调查 EAT-10、第二部分反复唾液试验（PSST）和第三部分洼田饮水试验]进行筛查评估。

（2）吞咽障碍筛查量表评估时间：入院 24 小时内完成。

（3）留置胃管时机正确：洼田饮水试验评定为 3～5 级时，需根据患者病情采取经胃或肠管喂养，保证营养需求；洼田饮水试验评定为 1～2 级，可拔除。

（4）干预措施

1）进行食物改进（表 5-14）

轻度吞咽障碍：可以选择糖浆样、蜂蜜样、布丁样食物，但不能选择非常坚硬或松脆的食物。

轻-中度吞咽障碍：可以选择泥状、蜂蜜样容易形成食团的食物。食物成块，但直径不能大于 0.6 厘米。

中-重度吞咽障碍：可以选择布丁样食物或者留置胃管，重度吞咽障碍的患者，直接留置胃管。

表 5-14　吞咽障碍饮食方案 4 种黏稠度分类

黏稠度分度	黏稠度/厘泊	描述
稀薄样	1～50	液体，包括水、牛奶、果汁、咖啡、茶、碳酸饮料等
糖浆样	51～350	放置于匙内被缓慢倒出时，类似于未凝固的明胶
蜂蜜样	351～1 750	缓慢倒出时，呈现连续的液线，无法分离成液滴状，类似真正的蜂蜜
布丁样	>1 750	缓慢倒出时，呈团块状落下，类似布丁

2）进食体位：根据患者病情，选择合适的体位。坐位：身体尽量坐直约呈 90°，即躯干垂直、头正中、颈部轻度向前屈曲，便于食物进入，可减少误吸的可能。半卧位：如果患者不能完全坐起，可采取 30°～60°半卧位，头部可以垫软枕，一定要避免后仰，偏瘫侧肩部垫软枕。如果是卧床患者（例如脑出血），进食时应取床头抬高 30°～45°卧位，头部可以垫软枕使其头部稍前屈，避免后仰，偏瘫侧肩部以软枕垫起。在无禁忌证的情况下，管饲喂养的

患者床头应抬高30°～45°。

3）进食方法：护士/家属应站在患者健侧喂食，食团放在健侧舌后部或健侧颊部，成人每次进食量不宜超过300毫升（留置胃管患者应少食多餐，每餐饭加水不宜超过200毫升，鼻饲后一定要用温开水冲干净胃管），进食/喂食后30～60分钟内不能剧烈运动，不宜进行翻身、叩背、吸痰等护理操作，防止呕吐从而引起误吸。对于神志清，能配合的患者，每口吞咽食物后，嘱其再做几次空吞咽动作，使残留食物全部咽下，然后再进行下一口的进食。患者每餐进食结束后嘱其做点头样吞咽，这样反复数次，可减少或避免食物残渣滞留在咽喉部，最后要进行漱口，从而减少误吸的发生。

（5）口腔护理：对留置胃管的患者，每日至少进行2次口腔护理；对于可以自主进食的患者，嘱咐患者进食后进行漱口、刷牙以去除口腔异物，保持口腔卫生。

（6）呼吸道护理：促进排痰的护理，定时翻身叩背，针对痰液不能自主咳出患者可以按需吸痰，吸痰时间每次不要超过15秒，减少对患者呼吸道的刺激；痰液黏稠者可以雾化吸入，使痰液更容易咳出或吸出；机械通气患者按照《预防呼吸机相关性肺炎标准化护理》进行护理。

（7）有效咳嗽：有效咳嗽是在咳嗽时通过加大呼气压力，增强呼气流速以提高咳嗽的效率，适用于神志清醒，一般状况良好、能够配合的患者。有效咳嗽的正确方法：患者尽可能采用坐位，先进行深而慢的腹式呼吸5～6次，然后深吸气至膈肌完全下降，屏气3～5秒，继而缩唇，缓慢地经口将肺内气体呼出，再深吸一口气，屏气3～5秒，身体前倾，从胸腔进行2～3次短促有力的咳嗽，咳嗽时同时收缩腹肌或用手按压上腹部，帮助痰液咳出。

（8）在神经系统症状没有继续发展48小时后，及早进行吞咽功能训练，由专职康复治疗师进行指导。

6. 评价标准　预防脑卒中相关性肺炎护理质量评价表（表5-15）。

表 5-15　预防脑卒中相关性肺炎护理质量评价

核查日期：　　　　　　　　　　　　　　　　　　　　核查人：

科室：	床号：	性别：
患者姓名：	住院号：	请勾选是否确实执行
一、评估		
1. 急性卒中伴吞咽功能障碍患者是否入院 24 小时内进行筛查		□是　□否　□不涉及 其他：
2. 洼田饮水试验级别		□1 分　□2 分　□3 分　□4 分　□5 分
3. 是否有反流性食管炎疾病史		□是　□否　□不涉及
4. 认知功能是否有障碍		□是　□否　□不涉及
5. 入院至核查时是否发热		□是　□否　□不涉及
二、留置胃管时机		
1. 洼田饮水试验评定为 3～5 级时，根据患者病情是否采取经胃或肠管喂养		□是　□否　□不涉及
2. 洼田饮水试验评定为 1～2 级，是否拔除胃管（未拔除需注明原因）		□是　□不涉及 □否　原因：
三、进食干预措施		
1. 选择合适的食物性状		□水/稀薄样　□糖浆样　□蜂蜜样 □布丁样　其他：
2. 进食体位。坐位：身体尽量坐直约呈 90°，颈部稍前屈；半卧位：床头抬高 30°～60°卧位，头部前屈，偏瘫侧部垫枕头；限制卧床患者（如脑出血）：进食时床头抬高 30°～45°		□是　□否 其他：
3. 经口进食患者食物放置位置		□舌前　□舌中　□舌后　□患侧颊部 □健侧颊部　其他：
4. 每次吞咽食物后，患者再做几次空吞咽，然后再进行下一口进食		□是　□否　□鼻饲　□不涉及
5. 进食结束后，患者会进行点头/侧方吞咽（下颌转向左右做点头样吞咽动作）		□是　□否　□鼻饲　□不涉及 其他：
6. 每餐进食量		□100～200 毫升　□200～300 毫升 □300 毫升以上　其他：
7. 进食频率		□一天 3 次　□一天 4 次　□一天 6 次 其他：
四、呼吸道护理		
1. 压疮评分≤14 分患者是否进行翻身、叩背		□是　□否　□不涉及　其他：
2. 是否指导患者进行有效咳嗽、咳痰		□是　□否　□不涉及　其他：
3. 每日至少进行 2 次口腔护理		□是　□否　□不涉及　其他：
4. 床旁是否有吸痰装置		□是　□否　□不涉及　其他：

二、心内科专科护理质量评价指标

（一）老年患者口服给药安全护理质量管理标准

1. 目的　提高护理人员风险管理意识，减少不良事件发生；保证老年患者口服用药安全，提高服药的依从性。

2. 依据　人民卫生出版社第6版《基础护理学》、郑州人民医院《护理核心制度》。

3. 方法　了解护士对相关知识掌握情况；跟踪护士发药流程，查看各环节制度落实情况；询问患者口服药的作用、不良反应及注意事项，了解宣教效果。

4. 对象　年龄大于55岁的患者。

5. 时间　以月为周期。

6. 老年患者口服给药安全护理质量管理标准

（1）Barthel评分：重度依赖，总分≤40分；中度依赖，总分41～60分；轻度依赖，总分61～99分；无须依赖，总分100分。

（2）医嘱类别：单剂量、集装药。

（3）不能按时服药等相关因素：空腹检查项目、造影剂影响、病情变化、拒绝用药、外出。

（4）用药前后评估：①发药前了解患者有无药物过敏史；②特殊检查或手术者需禁食，暂不发药，做好交接，同时告知医师，按医嘱执行服用时间；③评估患者是否适合口服药，有无口腔、食管疾病，有无吞咽困难及呕吐，鼻饲或上消化道出血患者所服用的固体药，发药前需将药片研碎；④随时观察患者服药后的反应，若有异常，及时与医师联系，酌情处理；⑤增加或者停用某种药物时，应及时告知患者；⑥注意药物之间的配伍禁忌。

（5）用药注意事项：①不能使用茶叶水、酒、果汁、牛奶及其他饮料类服药。②服药宜采取站立位或坐位服药，卧位服药药物容易黏附于食管壁，不仅影响疗效还会刺激食管，必须卧位服药后应多喝温开水。③服用抗菌药物期间禁止饮酒及酒精性饮料，以防出现双硫仑反应。④健胃药、胃黏膜保护剂及增进食欲类药物宜餐前服用，对黏膜有刺激性的药物宜饭后服用，服用强心苷类药物前要先测量脉搏（心率），当低于60次/分或节律不齐，要停服，并告知医师。⑤对牙齿有腐蚀作用或使牙齿染色等药物，如酸剂、铁剂服药时避免与牙齿接触，可用吸管吸入，服后及时漱口。⑥止咳糖浆对呼吸道有安抚作用，服后不宜立即饮水，否则会降低药效，若同时服用多种药物，最后服止咳糖浆。⑦服用磺胺类药物后宜多饮水，以免因尿液不足而致磺胺析出，引起肾小管堵塞。⑧缓释片、肠溶片、胶囊吞服时不可嚼碎，舌下含片应放在舌下或两颊黏膜与牙齿之间待其溶化。⑨特殊药品要严格遵照医嘱和药物使用说明书使用。

（6）药品发放流程：医师开具医嘱→护士核对药袋信息与口服药单→核对患者信息→发放口服药，讲解服药注意事项→协助服药，看服到口→观察药物作用→记录。

（7）发生给药错误处理流程：①发现给药错误→未服用时立即停止口服药应用；②服用后→报告医师、观察生命体征；③如需抢救，配合抢救→清除胃内容物→情况严重者就地抢救，必要时心肺复苏→观察病情变化→心理安慰→上报不良事件→记录。

7. 评价标准　老年患者口服给药安全专科护理质量评价表（表5-16）、老年患者口服给药安全专科护理质量统计表（表5-17）。

表5-16　老年患者口服给药安全专科护理质量评价

序号	项目	评价细则	是否落实
1	患者信息	Barthel 评分	是□　否□
2	医嘱类别	单剂量	是□　否□
		集装药品	是□　否□
3	查对	给药前总查对	是□　否□
		给药时查对	是□　否□
4	给药时间	餐前时间	是□　否□
		餐中时间	是□　否□
		餐后时间	是□　否□
		睡前时间	是□　否□
		按时间	是□　否□
		看服到口	是□　否□
5	患者宣教	药物作用	是□　否□
		药物不良反应	是□　否□
		药物注意事项	是□　否□
6	外出患者药品交接		是□　否□
7	观察效果及不良反应		是□　否□

表 5-17　老年患者口服给药安全专科护理质量统计

<table>
<tr><th>一级指标</th><th>二级指标</th><th>三级指标</th><th colspan="2">计算方法×100%</th><th>结果</th><th>备注</th></tr>
<tr><td rowspan="10">专科护理</td><td rowspan="10">老年患者口服给药安全监测</td><td rowspan="2">相关知识掌握率</td><td>分子</td><td>相关知识知晓条目数</td><td rowspan="2"></td><td rowspan="8">按月统计</td></tr>
<tr><td>分母</td><td>抽查相关知识总条目数</td></tr>
<tr><td rowspan="2">给药时间准确率</td><td>分子</td><td>正确按时间发药患者例次数</td><td rowspan="2"></td></tr>
<tr><td>分母</td><td>抽查患者给药时间例次数</td></tr>
<tr><td rowspan="2">给药时查对正确率</td><td>分子</td><td>正确给药查对例次数</td><td rowspan="2"></td></tr>
<tr><td>分母</td><td>抽查患者给药查对例次数</td></tr>
<tr><td rowspan="2">患者宣教知晓率</td><td>分子</td><td>患者给药宣教知晓例次数</td><td rowspan="2"></td></tr>
<tr><td>分母</td><td>抽查患者给药宣教例次数</td></tr>
<tr><td rowspan="2">给药错误发生率</td><td>分子</td><td>给药错误发生例数</td><td rowspan="2"></td><td rowspan="2">按季度/年度统计</td></tr>
<tr><td>分母</td><td>给药患者总人数</td></tr>
</table>

(二)硝普钠使用安全护理质量管理标准

1. 目的　促进护理人员掌握使用硝普钠知识要点,了解硝普钠专科用药规范落实情况。

2. 依据　人民卫生出版社第 6 版《内科护理学》、人民卫生出版社第 9 版《内科学》、人民卫生出版社第 8 版《药理学》、硝普钠说明书。

3. 方法　理论知识掌握、现场查看。

4. 对象　使用硝普钠患者。

5. 时间　以月为周期。

6. 硝普钠使用安全护理质量管理标准

(1)适应证及禁忌证

1)适应证:高血压急症、急性心力衰竭。

2)禁忌证:代偿性高血压。

(2)成人用量:起始量每分钟 0.5 微克/千克;递增量每分钟 0.5 微克/千克;常用量每分钟 3 微克/千克;极量 10 微克/千克。

(3)局部反应:红、肿、热、痛;药物外渗。

(4)注意事项:配制液更换时间<24 小时(每 6 小时更换一次);严密监测血压,最好在监护室用药;肾功能不全用药超过 48 ~72 小时者遵医嘱监测氰化物或硫氰酸盐;心力衰竭合并低血压时,遵医嘱加用正性肌力药物;根

据血压波动及时调整药物剂量；严禁静脉注射。

（5）血压控制：高血压危象，24 小时内收缩压降低 20%～25%；心力衰竭，收缩压控制在 90～100 毫米汞柱；主动脉夹层，收缩压控制在 100～120 毫米汞柱。

（6）不良反应：血压降低过快过剧；反跳性血压升高；氰化物中毒；硫氰酸盐中毒。

（7）健康教育：讲解监测生命体征的必要性；指导患者用药期间卧床休息，预防血压波动引起的跌倒/坠床；如出现运动失调、视力模糊、眩晕、头痛、恶心呕吐、耳鸣等不适及时告知医护人员。

7. 评价标准　硝普钠使用安全专科护理质量评价表（表 5-18）。

表 5-18　硝普钠使用安全专科护理质量评价

<table>
<tr><th>序号</th><th>项目</th><th>评价细则</th><th>是否落实</th></tr>
<tr><td>1</td><td colspan="2">成人用量</td><td>是□　否□</td></tr>
<tr><td>2</td><td colspan="2">给药途径选择</td><td>是□　否□</td></tr>
<tr><td rowspan="2">3</td><td rowspan="2">局部反应</td><td>局部观察及时</td><td>是□　否□</td></tr>
<tr><td>处理措施及时</td><td>是□　否□</td></tr>
<tr><td rowspan="3">4</td><td rowspan="3">注意事项</td><td>药品避光</td><td>是□　否□</td></tr>
<tr><td>定时更换配制液</td><td>是□　否□</td></tr>
<tr><td>根据血压波动及时调整药物剂量</td><td>是□　否□</td></tr>
<tr><td rowspan="2">5</td><td rowspan="2">血压控制</td><td>落实效果</td><td>是□　否□</td></tr>
<tr><td>护理记录</td><td>是□　否□</td></tr>
<tr><td>6</td><td colspan="2">健康教育</td><td>是□　否□</td></tr>
<tr><td>7</td><td colspan="2">不良反应</td><td>有□　无□</td></tr>
</table>

（三）抗凝剂皮下注射护理质量管理标准

1. 目的　抗凝剂皮下注射护理规范、抗凝剂皮下注射护理措施落实情况。

2. 依据　人民卫生出版社第 6 版《基础护理学》、中华护理杂志《抗凝剂皮下注射护理规范专家共识》、郑州人民医院临床护理技术操作。

3. 方法　理论知识及技术操作掌握、现场查看。

4. 对象　使用抗凝剂皮下注射患者。

5. 时间　以月为周期。

6. 抗凝剂皮下注射护理质量管理标准

(1)抗凝剂皮下注射的部位:腹部(脐周左右 10 厘米内,上下 5 厘米内,脐周 2 厘米外,每针间隔 2 厘米);上臂三角肌下缘;上臂外侧;后背;大腿外侧。

(2)抗凝剂皮下注射方法

1)选好注射部位,消毒皮肤,不排气,气泡在上,粉剂抗凝剂抽吸药液后针头朝下,将随同药液抽进针管上端活塞处的空气(约 0.05 毫升)保留,注射时针头朝上,将空气弹至药液上方;用无菌棉签擦净针头部因抽吸而沾染的药液,进针的深度为针头的 1/2 或 2/3,不抽回血。右手拇指按压针管顶端,缓慢推注药液 10 秒,停留 10 秒(45 秒内为宜),拔针,不按压。

2)垂直注射:左手提捏皮肤形成皱褶,右手呈握笔式握住针剂,针尖朝下,快速垂直刺入皮下。

3)30°～40°注射:左手拇指、示指以 2～6 厘米距离提捏皮肤形成皱褶,注射针头斜面向上与皮肤呈 30°～40°快速刺入皮下。

(3)抗凝剂皮下注射注意事项:提捏皮肤使用示指及拇指,注射全程保持皮肤皱褶;注射深度应根据患者的个体差异决定;拔针后常规不按压,如有出血和水肿,建议按压 3～5 分钟;注射后禁热敷、按摩;患者腹部系皮带、裤带处不予注射。

(4)抗凝剂皮下注射的适应证及禁忌证

1)适应证:静脉血栓栓塞症、急性冠脉综合征、房颤、PCI 术后、心内电生理检查及射频消融术后。

2)禁忌证:局部血肿、注射部位瘙痒及灼热感,脐周 2～3 厘米以内为禁区,对抗凝剂过敏,有出血倾向(牙龈、鼻出血等)。

(5)针眼护理:①拔针后常规不按压;②如有出血和水肿,按压 5～15 分钟;深度为 1.0～1.5 厘米。

(6)常见并发症:疼痛、出血、硬结形成、瘀斑。

(7)皮肤观察指标包括以下几种。①皮下硬结:小于 1 厘米为轻度,1～2 厘米为中度,大于 2 厘米为重度。②皮肤瘀斑:小于 0.5 厘米为轻度,0.5～2.0 厘米为中度,大于 2 厘米为重度。③疼痛程度:疼痛度分为轻、中、重度三级,无疼痛、有痛感、轻微疼痛为轻度疼痛,疼痛感较强为中度疼痛,疼痛剧烈为重度疼痛。

(8)抗凝剂皮下注射护理规范：患者第一次注射抗凝剂时，责任护士进行宣教，对使用抗凝剂的原因、重要性、注射后的注意事项进行宣教并反问，确保患者知晓抗凝剂皮下注射相关内容并能配合执行；每次注射前护士必须使用腹部定位卡，帮助找到合适的注射点，避免在同个点注射或间隔小于2厘米，减少瘀斑和皮下出血的发生。

(9)健康宣教：①提醒患者注意事项，如牙龈出血、大小便出血，腹部注射部位出现硬结、瘀斑、疼痛，局部或全身有过敏反应，如有皮疹、发热、发冷、头晕、胸闷等情况及时告知医护人员；②嘱患者如果腹部注射部位出现硬结、瘀斑，禁忌热敷、理疗或用力在注射处按揉，以免引起毛细血管破裂出血；③皮带、裤带不能扎得过紧。

7. 评价标准　抗凝剂皮下注射专科护理质量评价表（表5-19）。

表5-19　抗凝剂皮下注射专科护理质量评价

序号	项目	评价细则	是否落实
1	相关知识	注射方法	是□　否□
		注意事项	是□　否□
2	有效注射	注射间距	是□　否□
		注射角度与深度	是□　否□
		针头斜面带入药液	是□　否□
		推注速度	是□　否□
		针眼护理	是□　否□
3	皮肤观察	护理记录准确	是□　否□
		护理措施及时	是□　否□
4	注射护理规范	部位及方法准确	是□　否□
		落实腹部定位卡	是□　否□
5	患者健康宣教		是□　否□
6	并发症		有□　无□

三、骨科专科护理质量评价指标

（一）骨牵引专科护理质量管理标准

1. 目的　促进护理人员掌握骨牵引知识要点，了解骨牵引专科护理措施落实情况。

2. 依据　人民卫生出版社第 6 版《外科护理学》、中国医药科技出版社《临床骨科护理学》、郑州人民医院疾病护理常规。

3. 方法　理论知识掌握、现场查看。

4. 对象　使用骨牵引患者。

5. 时间　以月为周期。

6. 骨牵引护理质量管理标准

(1)常见牵引部位:尺骨鹰嘴、股骨髁上、胫骨结节、跟骨、颅骨。

(2)牵引重量:股骨骨折为体重的 1/10 ~ 1/7,小腿骨折为体重的 1/15 ~ 1/10,上臂骨折为体重的 1/20 ~ 1/15。

(3)适应证及禁忌证

1)适应证:骨折、关节脱位的复位及维持复位后的稳定;挛缩畸形的矫正治疗和预防;防止因骨骼病变所致的病理性骨折。

2)禁忌证:局部皮肤受损和对胶布或泡沫塑料过敏者禁用。

(4)针眼护理:75% 酒精每日 2 次滴入。

(5)血运观察:皮肤的温度、颜色、张力、毛细血管反应。

(6)常见并发症:皮肤水疱、针眼感染、关节僵硬、血管和神经损伤、压疮、足下垂、肌肉萎缩、坠积性肺炎、便秘。

(7)功能锻炼:①肺部的功能锻炼,扩胸、深呼吸、用力咳嗽、抬起上身;②肢体功能锻炼,骨折早期指导患者牵引肢体进行股四头肌的舒缩运动及足趾的伸屈运动,并逐渐活动踝关节、膝关节;2 周后练习髋、膝、踝关节间的协同运动;拆除牵引后,扶双拐可下床做患肢不负重锻炼;骨折愈合期患肢可逐渐负重。

(8)健康宣教:①不可随意增减牵引重量,牵引重量过轻,不利于骨折复位或畸形矫正;过重,导致过度牵引,造成骨折不愈合,甚至肢体循环障碍。②定期为患者做清洁卫生护理,保持患者舒适,有利于血液循环及休息。③冬季应注意肢体保温,可用特制的牵引棉被覆盖或包裹,防止着凉。④鼓励患者多饮水,每日 2 000 ~ 3 000 毫升,预防感染和便秘。

7. 评价标准　骨牵引专科护理质量评价表(表 5-20)、骨牵引专科护理质量统计表(表 5-21)。

表 5-20 骨牵引专科护理质量评价

序号	项目	评价细则	是否落实
1	相关知识	牵引部位	是□ 否□
		牵引重量	是□ 否□
2	有效牵引	体位(抬高床/头尾 15～30 厘米)	是□ 否□
		牵引方向(和身体呈直线)	是□ 否□
		牵引锤悬空	是□ 否□
		牵引牢固	是□ 否□
3	针眼护理		是□ 否□
4	血运观察	记录准确、全面	是□ 否□
		并发症处理措施及时	是□ 否□
5	功能锻炼		是□ 否□
6	患者健康宣教		是□ 否□
7	并发症		有□ 无□

表 5-21 骨牵引专科护理质量统计

一级指标	二级指标	三级指标	计算方法×100%		结果	备注
专科护理	骨牵引专科护理	相关知识掌握率	分子	相关知识知晓条目数		按月统计
			分母	抽查相关知识总条目数		
		体位正确率	分子	正确体位患者例次数		
			分母	抽查骨牵引患者例次数		
		牵引方向正确率	分子	正确牵引患者例次数		
			分母	抽查骨牵引患者例次数		
		牵引锤悬空正确率	分子	正确牵引锤悬空患者例次数		
			分母	抽查骨牵引患者例次数		
		牵引牢固率	分子	牵引牢固患者例次数		
			分母	抽查骨牵引患者例次数		
		针眼护理正确率	分子	针眼护理正确例次数		
			分母	抽查骨牵引患者例次数		
		功能锻炼执行率	分子	功能锻炼执行患者例次数		
			分母	抽查骨牵引患者例次数		
		患者健康宣教知晓率	分子	患者健康宣教知晓条目数		
			分母	抽查患者健康宣教总条目数		
		并发症发生率	分子	实施骨牵引患者并发症发生例数		按季度/年度统计
			分母	实施骨牵引患者总人数		

(二)髋关节置换围手术期专科护理质量管理标准

1. 目的　促进护理人员掌握髋关节置换术护理知识要点,了解髋关节置换术专科护理措施落实情况。

2. 依据　人民卫生出版社第6版《外科护理学》、中国医药科技出版社《临床骨科护理学》、郑州人民医院疾病护理常规。

3. 方法　理论知识掌握、现场查看。

4. 对象　髋关节置换术患者。

5. 时间　以月为周期。

6. 髋关节置换围手术期护理质量管理标准

(1)术前评估:评估患者既往史、现病史、用药史(抗凝药、抗生素、镇静药、降压药、利尿药、皮质激素等的使用情况及不良反应)、基础生命体征、疼痛、有无感染。

(2)术前指导:床上使用便器、深呼吸、咳嗽、咳痰、术前床上翻身、更换护理垫。

(3)术前准备:术前遵医嘱给予抗生素皮试、术前备血、常规皮肤准备、胃肠道准备、腕带、影像学结果,术晨更换手术服,去除首饰、义齿、眼镜等。

(4)术后常规护理:病情观察、引流管护理、疼痛评估、体位护理、用药指导。

(5)搬运方法:保持髋关节伸直、外展中立位。

(6)正确卧位:侧卧时两腿之间夹软枕/棉被,保持患肢15°外展位,避免向患侧翻身。

(7)正确使用便器:小便使用小便器,大便使用护理垫,禁止使用大便器。

(8)移动:离床时,患肢一侧先伸直离床;离床坐,患肢与身体所呈的角度>90°;由坐到站,伸直患肢,用椅子扶手/他人外力撑起站立。

(9)正确使用助行器:正确调整助行器高度,持助行器站立时肘轻屈30°,步行前站立在助行器中间,行走前先向前移动助行器20厘米,患肢先迈,健侧跟上。

(10)饮食与营养:避免油腻的食物,增加蛋白质的摄入(鱼、肉、豆、蛋、奶);适量的水果、蔬菜(补充维生素及矿物质);鼓励患者多饮水,每日2 000~3 000毫升。

（11）术后禁忌动作：禁忌下蹲、交叉腿、盘腿坐、跷二郎腿、坐矮凳子或软沙发。

（12）患肢观察：观察患肢有无肿胀，避免深静脉血栓的发生。

（13）功能锻炼：①肺部的功能锻炼，如扩胸、深呼吸、用力咳嗽、抬起上身；②肢体功能锻炼，早期指导患者行踝泵运动，3～5天后可行膝关节下压运动、伸小腿运动、直腿抬高运动（假体周围骨折患者除外）；③床边坐起、站立，行走练习。

（14）健康宣教：①平卧时，保持患肢外展中立位；侧卧时两腿之间夹软枕/棉被，保持患肢15°外展位；②定期为患者做清洁卫生护理，保持患者舒适，有利于血液循环及休息；③冬季应注意肢体保温，防止着凉；④鼓励患者多饮水，每日2 000～3 000毫升，预防感染和便秘。

（15）并发症：出血、神经损伤、感染（切口、肺部、尿路）、肺栓塞、深静脉血栓形成、脱位、压疮、便秘、假体松动、假体周围骨折。

7. 评价标准　髋关节置换围手术期专科护理质量评价表（表5-22）、髋关节置换术专科护理质量统计表（表5-23）。

表5-22　髋关节置换围手术期专科护理质量评价

序号	项目	评价细则	是否落实
1	术前护理	术前评估	是□　否□
		术前指导	是□　否□
		术前准备	是□　否□
2	术后护理	术后常规护理	是□　否□
		搬运方法	是□　否□
		正确卧位	是□　否□
		正确使用便器	是□　否□
		移动（离床、离床坐、由坐到站）	是□　否□
		正确使用助行器	是□　否□
		饮食与营养	是□　否□
		禁忌动作	是□　否□
3	患肢观察及护理	护理记录准确	是□　否□
		护理措施及时	是□　否□

续表 5-22

序号	项目	评价细则	是否落实
4	功能锻炼	指导内容	是□ 否□
		落实效果	是□ 否□
5	患者健康宣教		是□ 否□
6	并发症		有□ 无□

表 5-23 髋关节置换术专科护理质量统计表

一级指标	二级指标	三级指标	计算方法×100%		结果	备注
专科护理	髋关节置换术专科护理	术前护理准确率	分子	术前护理正确条目数		按月统计
			分母	抽查术前护理总条目数		
		卧位正确率	分子	正确卧位患者例次数		
			分母	抽查髋关节置换术患者例次数		
		搬运方法正确率	分子	正确搬运患者例次数		
			分母	抽查髋关节置换术患者例次数		
		术后床上翻身正确率	分子	术后正确翻身患者例次数		
			分母	抽查髋关节置换术患者例次数		
		术后患者移动方法正确率	分子	术后正确移动躯体患者例次数		
			分母	抽查髋关节置换术患者例次数		
		助行器使用正确率	分子	正确使用助行器患者例次数		
			分母	抽查使用助行器患者例次数		
		功能锻炼执行率	分子	功能锻炼执行患者例次数		
			分母	抽查髋关节置换术患者例次数		
		患者健康宣教知晓率	分子	患者健康宣教知晓条目数		
			分母	抽查患者健康教育总条目数		
		并发症发生率	分子	髋关节置换术患者并发症发生例数		按季度/年度统计
			分母	髋关节置换术患者总人数		

四、心胸外科专科护理质量评价指标

(一)胸腔闭式引流护理质量管理标准

1. 目的　促进护理人员掌握胸腔闭式引流知识要点，了解胸腔闭式引流专科护理措施落实情况。

2. 依据　人民卫生出版社第6版《外科护理学》、郑州人民医院疾病护理常规。

3. 方法　理论知识掌握、现场查看。

4. 对象　使用胸腔闭式引流患者。

5. 时间　以月为周期。

6. 胸腔闭式引流护理质量管理标准

(1)穿刺部位：气胸患者穿刺点通常在锁骨中线第2~3肋间或腋前线4~5肋间，抽液患者穿刺点常在腋中线6~7肋间或结合彩超定位选择穿刺点。

(2)引流装置选择：水封瓶或引流袋。

(3)胸腔引流的适应证及禁忌证

1)适应证：为明确胸腔积液的性质，需做胸腔穿刺抽液检查以助诊断；胸腔手术后留置引流管，观察引流液情况；必须向胸腔内注射药物等。

2)禁忌证：穿刺部位有炎症、肿瘤、外伤，有严重出血倾向、大咯血、严重肺结核、肺气肿等。

(4)引流观察：每班观察水柱波动情况，观察并记录引流液的量、颜色、性质。

(5)常见并发症：气胸、出血、膈肌损伤、胸膜反应、胸腔内感染、麻醉意外、复张性肺水肿。

(6)功能锻炼：①肺部的功能锻炼，指导患者进行有效咳嗽及呼吸功能锻炼、吹气球等；②患者上肢的功能锻炼。

(7)健康宣教：①严禁患者/家属自行打开、倾倒引流瓶、②翻身、下床活动时防止受压、打折、扭曲、脱出，咳嗽、活动时保护好疼痛处；③引流管任何部位脱开，立即通知医务人员；④拔管后出现胸闷气急、渗血渗液情况及时告知医务人员。

7. 评估标准　胸腔闭式引流专科护理质量评价表(表5-24)。

表 5-24 胸腔闭式引流专科护理质量评价

序号	项目	评价细则	是否落实
1	日常护理	体位(抬高床头 30°~45°)	是□ 否□
		水封瓶位置(位于胸部以下)	是□ 否□
		引流通畅	是□ 否□
		引流保持密闭	是□ 否□
		按时更换引流瓶	是□ 否□
2	搬动患者护理		是□ 否□
3	引流液	引流液观察	是□ 否□
		引流液记录	是□ 否□
4	功能锻炼	指导内容	是□ 否□
		落实效果	是□ 否□
5	拔管护理		是□ 否□
6	患者健康宣教		是□ 否□
7	并发症		有□ 无□

(二)体外循环术后引流管护理质量管理标准

1. 目的　促进护理人员掌握体外循环术后引流管观察专科知识要点,了解体外循环术后各种管道护理措施落实情况。

2. 依据　人民卫生出版社《心脏外科护理学》、人民军医出版社《心血管病护理手册》、世界图书出版公司《小儿心脏外科重症监护手册》。

3. 方法　理论知识掌握、现场查看。

4. 对象　体外循环术后患者。

5. 时间　以月为周期。

6. 体外循环术后引流管护理质量管理标准

(1)常见引流管:心包引流管、纵隔引流管、胸腔引流管。

(2)引流管观察要点:①了解心包、纵隔、胸腔内出血情况;②防止心包积液造成心脏压塞,引起心搏骤停。

(3)引流液的性质:观察有无血凝块、引流速度、温度。

(4)引流液的量:①术后早期引流液突然减少,通知医生判断是否有引流不畅;②术后早期引流液过多,每小时大于 4 毫升/千克时及时报告医生处理。

(5)患者体位:患者未清醒时采用仰卧位,患者清醒、生命体征平稳后改为半卧位,床头抬高30°~45°。

(6)引流瓶位置:放置低于穿刺点60厘米处,避免逆行感染。

(7)应急预案:①一旦发生管道脱出,立即用无菌纱布按压引流口,及时通知医生积极采取措施将损害降到最低;②汇报护士长,及时上报不良事件;③护士长组织科室人员讨论分析,不断改进护理工作,保证护理安全。

(8)相关知识:①心率,术后早期心率在正常数值上增加10~20次/分为宜;②血压,依据各单病种的病理生理特点,维持适宜血压,一般要求患者收缩压>75毫米汞柱;③CVP,依据各单病种的病理生理特点,一般为5~12厘米汞柱;④SpO_2,术后为95%~100%,姑息手术为75%~95%。

7.评价标准　体外循环术后引流管专科护理质量评价表,见表5-25。

表5-25　体外循环术后引流管专科护理质量评价

序号	项目	评价细则	是否落实
1	引流管名称		是□　否□
2	患者评估		是□　否□
3	周围皮肤	渗血、渗液	是□　否□
		红肿	是□　否□
		皮下气肿	是□　否□
4	引流液观察	引流液颜色	是□　否□
		引流液温度	是□　否□
		引流液性质	是□　否□
		引流液量	是□　否□
		水柱波动、无气泡溢出	是□　否□
5	护理措施	标识清晰	是□　否□
		妥善固定	是□　否□
		管道通畅	是□　否□
		定时挤压	是□　否□
		管道无打折	是□　否□
		体位	是□　否□
		引流瓶位置	是□　否□
		无引流管侧孔外漏	是□　否□
		负压瓶无漏气	是□　否□

五、神经外科专科护理质量评价指标

（一）气管切开专科护理质量管理标准

1. 目的　维持呼吸道通畅，预防肺部感染；清除造瘘口周围分泌物，保持伤口清洁干燥，防止造瘘口感染，减少并发症发生。

2. 依据　人民卫生出版社《临床护理实践指南》、第6版《外科护理学》，科学出版社《眼耳鼻喉科护理技能实训》，郑州人民医院疾病护理常规。

3. 方法　理论知识掌握、现场查看。

4. 对象　气管切开患者。

5. 时间　以月为周期。

6. 气管切开专科护理质量管理标准

（1）切开位置：在3、4环状软骨位置。

（2）气管造瘘口护理：观察周围皮肤有无红肿、肉芽形成；由外向内依次消毒皮肤直至造瘘口周围，用生理盐水棉球擦拭造瘘口周围及气管套管双翼，消毒面积为造瘘口周围10～15厘米；更换气管造瘘口无菌敷料。

（3）适应证：严重低氧血症和高二氧化碳血症；不能自行清除上呼吸道分泌物、胃内容物和出血，随时有误吸危险者；上消化道损伤、狭窄、梗阻，气管食管瘘；下呼吸道分泌过多或出血；诊疗和治疗需要；患者自主呼吸突然停止，建立人工气道。

（4）吸痰护理注意事项：①吸痰动作轻柔迅速，每次吸痰时间不超过15秒，连续吸痰不超过4次。②注意插管是否顺利，遇到阻力时应分析原因，不可粗暴盲插。③吸痰管最大外径不能超过气管套管内径的1/2，吸痰时不可给予负压，以免损伤气道。④吸痰物品每次更换，避免交叉感染。⑤一次性吸痰瓶及时给予更换。⑥吸痰过程中观察患者生命体征、面色、血氧饱和度。⑦吸痰顺序为气管插管→鼻腔→口腔。

（5）护理措施：①鼓励患者咳痰、协助患者更换体位。②给予灭菌用水湿化气道，保持呼吸道湿润、通畅。③气管切口处敷料清洁干燥。④气管套管固定要牢固，颈部缚带的松紧度以能伸入1指为宜，并在颈侧系一活结。⑤气管内给氧应加强湿化。⑥随时检查气管套管的位置是否合适、有无脱管、呼吸是否通畅。⑦定时给予吸氧，每日2次更换内套管，保持套管通畅。⑧气管切开处敷料每日更换2次。

（6）家属健康宣教：①遵守病室环境的要求，避免探视患者，定时室内通风。②协助患者翻身、叩背，每2小时一次，促进痰液排出，侧位或翻身时，头颈、躯干处于同一条直线，保持气管套管居中。③告知患者家属气管切开的目的，保持呼吸道通畅，防止呼吸衰竭。④患者及家属不可自行拔除气管套管，不可更换敷料及气管内管，由医护人员操作完成。

（7）常见并发症：脱管；出血，切开时止血不彻底或导管压迫、刺激吸痰动作粗暴等损伤气管壁；皮下血肿；感染；室内空气消毒、吸痰操作有无污染；气管壁溃疡及穿孔，气管切开后套管选择不合适，或置管时间较长，气囊未放气减压；声门下肉芽肿、瘢痕和狭窄。

7. 评价标准　气管切开专科护理质量评价表（表5-26）。

表5-26　气管切开专科护理质量评价

序号	项目	评价细则	是否落实
1	造瘘口护理		是□　否□
2	保持呼吸道通畅，预防肺部感染	定时更换体位，抬高床头15°～30°	是□　否□
		塑料套管每日定时充气、放气	是□　否□
		金属套管每日更换	是□　否□
		吸痰护理规范	是□　否□
		吸痰管合适	是□　否□
		保持呼吸道湿润	是□　否□
		吸痰物品每次更换	是□　否□
		气管切开套管有无移位	是□　否□
3	气管切口处敷料	清洁干燥	是□　否□
		每日更换2次	是□　否□
4	气管套管固定要牢固，颈部缚带松紧适宜		是□　否□
5	患者家属健康宣教		是□　否□
6	并发症		有□　无□

（二）留置尿管专科护理质量管理标准

1. 目的　保持患者会阴部清洁，预防感染。

2. 依据　人民卫生出版社第6版《外科护理学》、第6版《基础护理学》、《导管相关感染防控最佳护理实践专家共识》。

3. 方法　理论知识掌握、现场查看。

4. 对象　留置尿管患者。

5. 时间　以月为周期。

6. 留置尿管专科护理质量管理标准

（1）留置尿管的适应证：尿潴留或膀胱出口梗阻；尿失禁；精确监测尿量，外科手术时的围手术期使用；尿道损伤不严重者。

（2）留置护理：每日评估拔管指征；留置尿管患者需每日清洁或冲洗尿道口，大便失禁的患者清洁后应当进行消毒，无须常规使用消毒剂进行日常尿道口护理。

（3）尿液观察：严格无菌操作；控制尿潴留患者放尿次数；尿量、颜色性质；妥善固定、保持通畅；预防感染；预防尿道出血。

（4）常见并发症：尿路感染、尿管脱落、拔管困难、膀胱痉挛或挛缩、尿道狭窄、血尿、肌肉萎缩、坠积性肺炎、便秘。

（5）功能锻炼：膀胱的功能锻炼，每日夹管，每2～4小时松管1次（用利尿药例外）；提肛运动锻炼，向上收紧提肛肌5秒，再慢慢放松10秒，每天做3次，每次大概做15下。

（6）健康宣教：①向患者及家属解释留置导尿管的目的及护理方法，使其认识到预防尿路感染的重要性；②注意保持引流管通畅，防止尿管扭曲、牵拉、折叠、堵塞等；③患者离床时，导尿管及集尿袋妥善安置，集尿袋不可高于膀胱位置，以防尿液逆流；④搬运时夹闭引流管，防止尿液逆流，注意及时打开引流管，保持通畅；⑤患者沐浴或擦身时应当注意对导尿管的保护，不得把导尿管浸于水中；⑥鼓励患者多饮水（每天2 000～3 000毫升），利于冲洗尿路。

7. 评价标准　留置尿管专科护理质量评价表（表5-27）。

表 5-27　留置尿管专科护理质量评价

序号	项目	评价细则	是否落实
1	每日评估拔管指征		是□　否□
2	日常护理	清洁消毒	是□　否□
		搬运注意事项	是□　否□
		保持通畅	是□　否□
		护理次数	是□　否□
3	尿液观察	尿液记录	是□　否□
		护理措施	是□　否□
4	功能锻炼	指导内容	是□　否□
		落实效果	是□　否□
5	患者健康宣教		是□　否□
6	并发症		有□　无□

六、重症医学科专科护理质量评价指标

（一）预防呼吸机相关性肺炎专科护理质量管理标准

1. 目的　促进护理人员对如何预防呼吸机相关性肺炎相关知识要点的掌握；掌握预防呼吸机相关性肺炎专科护理措施落实情况；降低院内感染率，提高危重患者抢救成功率。

2. 依据　人民卫生出版社第 4 版《急危重症护理学》、中华人民共和国卫生行业标准《重症监护病房医院感染预防与控制规范》、中华护理学会《成人有创机械通气气道内吸引技术操作》、《中华护理杂志》的《预防 ICU 呼吸机相关性肺炎检查单的设计及应用》、《中华医院感染学杂志》的《重症监护室发生呼吸机相关性肺炎的因素与对策》、人民卫生出版社《常用临床护理技术操作并发症的预防与处理》。

3. 方法　理论知识掌握、现场查看。

4. 对象　使用呼吸机通气患者。

5. 时间　以月/季/年为周期。

6. 评价标准　预防呼吸机相关性肺炎专科护理质量查检表（表 5-28）、预防呼吸机相关性肺炎专科护理质量统计表（表 5-29）。

表 5-28 预防呼吸机相关性肺炎专科护理质量查检

护理单元：　　　　　　　　　　督查时间：　年　月　日　督导人：

序号	项目	评价内容	评价细则	是否落实
1	人工气道留置方式及类型	留置方式	经口□　经鼻□	是□　否□
		气管切开	是□　否□	是□　否□
		置管类型	气管插管□　气切套管□	是□　否□
		置管型号	7□　7.5□　8□	是□　否□
		留置时间		是□　否□
		拔除时间		是□　否□
2	与器械相关的护理措施	呼吸机	定期清洁与消毒	是□　否□
			呼吸机使用前检查性能及出入口的无菌纱布包裹情况	是□　否□
		呼吸机管路	是否压力蒸汽灭菌	是□　否□
			呼吸机管路污染时应随时更换(呼吸机管道消毒后有效期 7 天)	是□　否□
		加温加湿	加热导丝型湿化器是否持续加温加湿	是□　否□
			一般蒸汽加温湿化	是□　否□
		人工鼻应用		有□　无□
3	与操作相关的护理措施	肠内营养	鼻胃管□　鼻肠管□	是□　否□
			微量泵喂养	是□　否□
			每 4 小时监测胃腔残留量	是□　否□
		气囊管理	气囊压力正常值 25 ~ 30 cmH_2O	是□　否□
			气囊压力监测频次：每 2 小时监测 1 次	是□　否□
		口腔护理	氯己定溶液□　3% 碳酸氢钠溶液□	是□　否□
		胸部物理治疗	翻身叩背	是□　否□
			机械排痰	是□　否□
			遵医嘱体位引流	是□　否□
		床头高度	按需吸痰	是□　否□
			若无禁忌，患者床头抬高 30° ~ 45°	是□　否□
4	集束化护理措施	缩短机械通气时间	每日唤醒期间执行自主呼吸试验	是□　否□
			T 管试验	是□　否□
			压力支持通气试验	是□　否□
		预防应激性溃疡	硫糖铝	是□　否□
			奥美拉唑	是□　否□
		预防深静脉血栓	药物预防	是□　否□
			机械预防	是□　否□
		回路冷凝水处理	冷凝水应在呼吸机管路最低位	是□　否□
			冷凝水应倾倒于有盖桶/盒内	是□　否□
		手卫生	是否严格手卫生：接触患者前、接触患者后、接触患者环境后、进行无菌操作前、有暴露于体液的风险	是□　否□

续表 5-28

序号	项目	评价内容	评价细则	是否落实
5	痰标本留取方法	纤支镜		是□ 否□
		吸痰管		是□ 否□
6	呼吸机相关性肺炎发生	有/无		有□ 无□

表 5-29 预防呼吸机相关性肺炎专科护理质量统计

护理单元： 统计人： 核对人：

一级指标	二级指标	计算方法×100%		结果	备注
预防呼吸机相关性肺炎专科护理	相关知识掌握率	分子	相关知识知晓条目数		按月统计
		分母	抽查相关知识总条目数		
	体位正确率	分子	正确体位患者例次数		
		分母	抽查患者例次数		
	床头抬高正确率	分子	正确床头抬高患者例次数		
		分母	所有使用呼吸机患者例次数		
	肠内营养方式正确率	分子	肠内营养使用微量泵患者例次数		
		分母	使用呼吸机且启动肠内营养患者例次数		
	胃腔残留量正确监测率	分子	胃腔残留量正确监测患者例次数		
		分母	使用呼吸机且启动肠内营养患者例次数		
	自主呼吸试验执行率	分子	执行自主呼吸试验患者例次数		
		分母	符合执行自主呼吸试验患者例次数		
	痰标本留取正确率	分子	使用呼吸机患者痰标本留取正确例次数		
		分母	使用呼吸机患者痰标本留取例次数		
	呼吸机相关性肺炎发生率(‰)	分子	本月呼吸机相关性肺炎发生例数		按季度/年度统计
		分母	本月使用呼吸机总天数		

（二）中心静脉导管维护专科护理质量管理标准

1. 目的　维持患者输液通畅，确保治疗顺利完成；正确冲封管，减少导管感染、堵塞等并发症；维持穿刺部位无菌状态，降低导管相关感染。

2. 依据　人民卫生出版社第 4 版《急危重症护理学》、国家卫生健康委员会《血管导管相关感染预防与控制指南(2021 版)》、中华人民共和国卫生行业标准《重症监护病房医院感染预防与控制规范》、河南省《静脉治疗临床实践指南》。

3. 方法　理论知识掌握、现场查看。

4. 对象　使用中心静脉导管患者。

5. 时间　以月/季/年为周期

6. 评价标准　中心静脉导管维护专科护理质量查检表(表 5-30)、中心静脉导管维护专科护理质量统计表(表 5-31)。

表 5-30　中心静脉导管维护专科护理质量查检

序号	项目	评价细则		是否落实
1	导管类型	中线导管□　外周中心静脉导管□　中心静脉导管□　输液港□		
2	导管维护	每日评估导管		是□　否□
		每日评估局部		是□　否□
		严格执行手卫生		是□　否□
		消毒规范	面积	是□　否□
			方法	是□　否□
		冲管/封管规范	时机	是□　否□
			方法	是□　否□
		附加装置更换时机及方法正确	时机	是□　否□
			方法	是□　否□
3	导管固定	敷贴/敷料更换	时机	是□　否□
			方法	是□　否□
		敷贴清洁干燥,无卷边、松动、潮湿		是□　否□
4	导管状态	正常使用		是□　否□
		并发症		是□　否□

表 5-31　中心静脉导管维护专科护理质量统计

一级指标	二级指标	计算方法×100%		结果	备注
中心静脉导管维护专科护理	导管维护落实率	分子	抽查导管维护落实例次数		按月统计
		分母	抽查静脉导管留置总例数		
	导管固定落实率	分子	抽查导管固定落实有效例次数		
		分母	抽查静脉导管留置总例数		
	中心静脉置管相关血流感染发生率(‰)	分子	同期中心静脉置管相关感染例数		按季度/年度统计
		分母	统计周期内中心导管插管总日数		

第六章　护理质量改善案例

第一节　基础护理质量改善案例

案例一："1315"护理质量评价体系的构建和临床实践

郑州人民医院于2016年首批加入国家护理质量数据平台，得益于国家护理质控中心的理念培训和技术指导，其质量管理工作从经验型走向科学化，指标监测由粗放走向精准，护理管理由表象走向内涵，护理质量由广而全走向关键环节和过程管控。

2018年按照国家护理质控中心的质量管理理念，参考《护理敏感质量指标实用手册(2016版)》，以患者安全为中心，结合医院实际工作情况，建立了以数据为基础、可测可观、可评可鉴"1315"护理质量评价体系(图6-1)，运行一年余，取得了阶段性的成效。

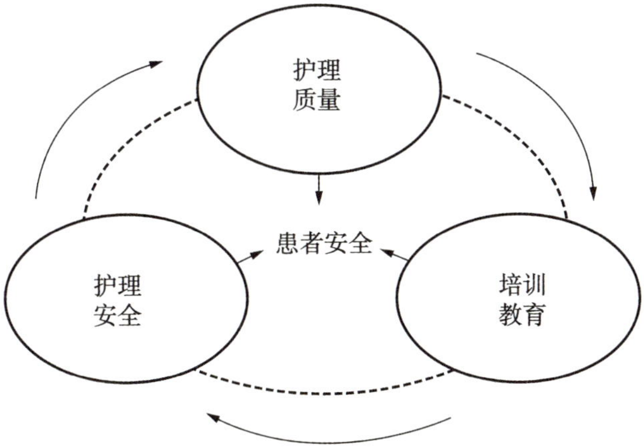

图6-1　"1315"护理质量评价体系

"1315"即1个中心(以患者安全为中心)；3条工作主线(质量、教育、安全培训)；15项评价项目(给药安全、护理交接班、患者转运安全、手术安全管理、急救质量、危重症患者护理质量、门诊专项质量、突发事件应急预案与处置、不良事件管理、身份识别、输血安全、跌倒预防、压疮预防、管道管理、急救技术）。

（一）“1315”护理质量评价体系的构建

1.成立构建小组　小组由12名人员组成，其中主任护师2名，副主任护师8名，主管护师2人。10名护理专家（均为副主任护师以上职称）负责指标的遴选、系统框架的设计、临床现场督导、持续改进，2名数据管理员（均为主管护师）负责数据的采集、汇总、分析、结果公示。

2.形成护理质量评价体系　护理质量小组通过资料查阅、文献检索、讨论，确定了15项评价项目，明确制度来源、检查内容、监测方法及频次、指标定义、数据来源及计算公式。

3.制定质量管理目标　根据国家护理质量数据平台提供的参考值，结合郑州人民医院工作实情，制定每项护理指标的目标/基准值，结合评价项目和指标并制定护士长目标考核（表6-1）。

表6-1　郑州人民医院护理管理目标责任书

序号	监测指标	科级目标	院级目标	频次
一、护理质量管理考核指标				
1	临床6S管理质量评价	合格分≥90分	合格率≥95%	季度
2	标准化护理管理	合格分≥90分	合格率≥95%	季度
3	急救管理	合格分≥90分	合格率≥95%	季度
4	护理服务规范	合格分≥90分	合格率≥95%	季度
5	给药及输血安全质量	合格分≥90分	合格率≥95%	季度
6	重点患者护理质量管理	合格分≥90分	合格率≥95%	季度
7	重点部门专科护理质量管理	合格分≥90分	合格率≥95%	季度
8	门诊护理质量管理	合格分≥90分	合格率≥95%	季度
9	压疮预防管理	合格分≥90分	合格率≥95%	季度
10	跌倒预防管理	合格分≥90分	合格率≥95%	季度
11	急救技能考核	合格分≥90分	合格率≥95%	季度
12	优质护理服务患者满意度	合格分≥90分	合格率≥95%	月度
13	护士对护士长的满意度	合格分≥90分	合格率≥95%	年度

续表 6-1

序号	监测指标	科级目标	院级目标	频次
二、护理敏感质量指标				
1	患者身份识别执行率	100%	100%	月度
2	护理质量数据正确率	100%	100%	季度
3	住院患者2期及以上院内压疮发生率	≤0.06%	≤0.06%	季度
4	住院患者跌倒/坠床发生率	≤0.09‰	≤0.09‰	季度
5	跌倒伤害率	<60%	<60%	季度
6	胃管患者非计划拔管率	≤0.7‰	≤0.7‰	季度
7	尿管患者非计划拔管率	≤0.3‰	≤0.2‰	季度
8	中心静脉导管患者非计划拔管率	≤0.2‰	≤0.2‰	季度
9	给药差错发生率	0	0	月度
三、护理培训指标				
1	护理技术操作考核成绩	合格分≥90分 合格率100%	合格率100%	季度
2	理论考核成绩	合格分≥60分 合格率100%	合格率100%	年度
四、重症医学单元质量监测指标				
1	人工气道脱出发生例数	0	0	月度
2	呼吸机相关性肺炎发生率	≤10‰	≤10‰	季度
3	中心静脉置管相关血流感染发生率	<2‰	<2‰	季度
4	留置导尿管相关泌尿系统感染发生率	<1.5‰	<1.5‰	季度

(二)"1315"护理质量评价体系的实施

"三位一体"全时段、多维度的质量监管(图6-2):护理专家全面监测护理质量,专科护理学组监测敏感指标,护理总值班把控关键时段。

(1)有效发挥护理专家优势,把控过程管控和关键环节,运用PDCA工具(图6-3),促进质量管理螺旋式提升。

按月对给药安全、患者转运安全、手术安全管理、急救质量、危重症患者护理质量、感染管理、突发事件应急预案与处置、不良事件管理、急救技术实施现场督导考核,对常见问题科室立即整改,次月科护士长追踪整改效果,考核后3名科室实施管理会诊。复杂不易解决的问题成立质量改进小组或运用品管圈形式持续改进,改进效果在护理质量管理委员上进行反馈,最终形成各类标准操作规程(SOP)。

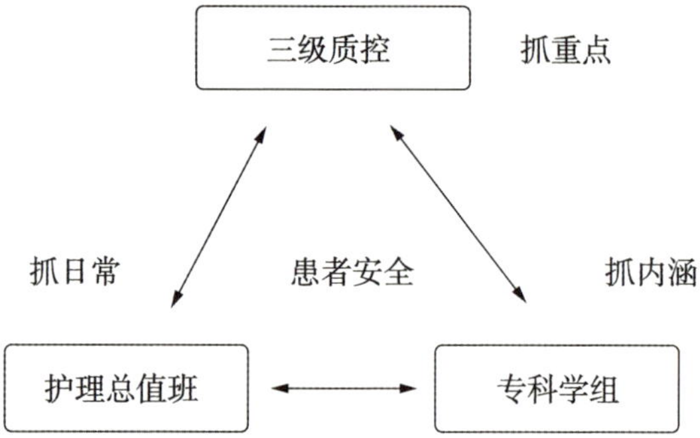

图6-2　质量监管机制

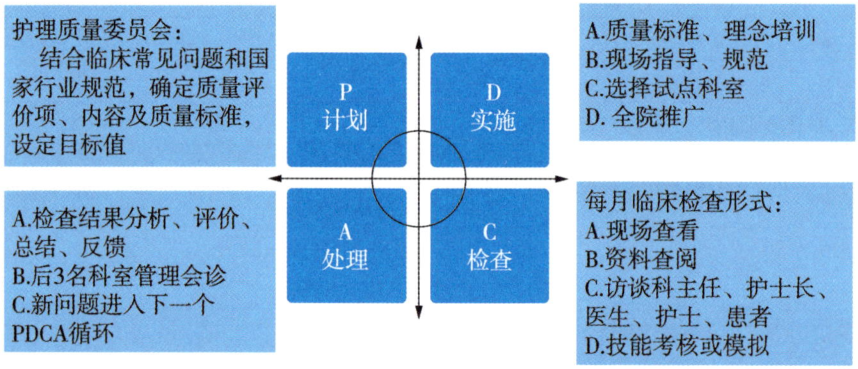

图6-3　护理质量与安全评价方法(阶梯式提升)

(2)有效发挥专科护理学组作用,补充质量管理体系。护理专家和专科护理学组组成专项质量督导小组践行标准、落实规范,定期进行标准培训和考核,负责身份识别、输血安全、跌倒预防、压疮预防、管道管理的指标监测和质量监管,按月对临床科室实施现场督导、规范指导。

(3)发挥护理总值班作用,让其成为日常质量重要抓手。每日值班护士长参加病区的晨交班和晚间交班,查看危重患者和抢救室管理,确保薄弱环节护理质量。

(4)建立以问题改善为导向闭环护理质量管理路径。摒弃主观检查,通过客观检查、查看患者监管护理质量。多途径形式反馈质量结果,形成月度反馈、季度评析、年度报告机制,让临床科室认清现状、找到差距,精准提升。

(5)在医院综合绩效管理体系下,制定护士长目标考核,每月兑现科室绩效,惩后奖先,提高护士长质量管理积极性。

(6)发动全院护士力量,营造“人人参与、正确认识”护理质量文化。举办多期专项质量改进分享交流会，学组组长和护士长分享质量改进的方法和成果；开展首届“伤口案例大赛”，由一线护士展示护理成果；开展静疗知识竞赛，以赛代训，检阅培训成果的同时提升护士专业能力；利用视觉识别提高健康教育效果，建立健康教育视频库，患者通过床头平板电脑观看疾病健康教育视频、各类检查注意事项等。

（7）联合输血科、检验科、营养科、医师、感染管理专职人员共同参与质量监管，多途径、多学科协作助力护理质量持续提升。

（三）实施效果

1. 提高护理质量数据的完整性和准确性　郑州人民医院 2017—2018 年国家护理质量数据平台的各项指标填报完整率均达到 100%，通过数据的收集、审核和数据管理的及时反馈，提升了医院数据的准确率。

2. 降低不良事件漏报率　通过对数据和指标的培训，质量管理理念的不断植入，2018 年至今遏制压疮漏报 3 例、跌倒漏报 2 例、给药事件 1 例，跌倒伤害率由 2017 年 92.308% 降至 2018 年 75%，有效地降低了不良事件漏报率。

3. 降低中心静脉导管相关血流感染发生率（‰）　见图 6-4。

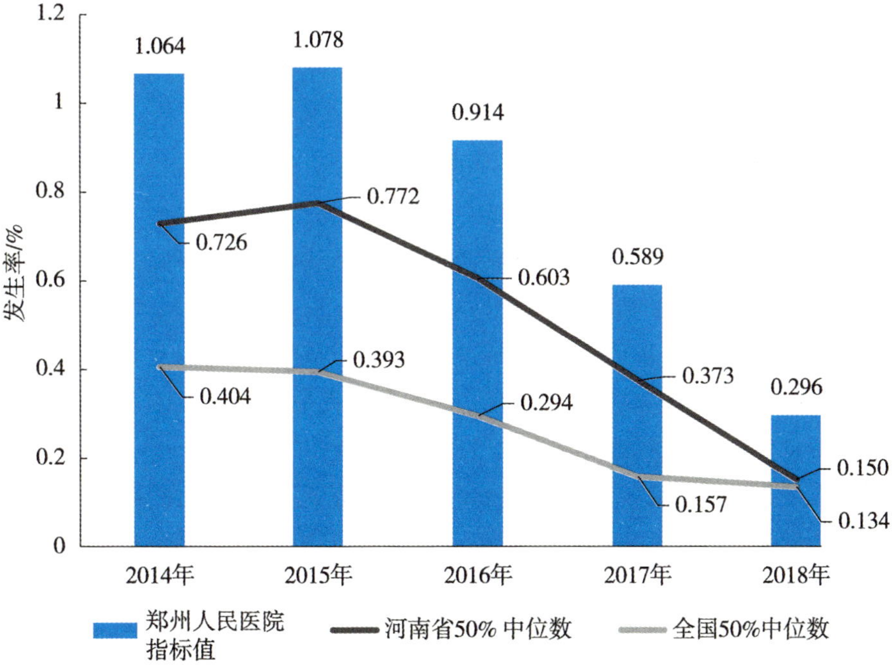

图 6-4　中心静脉导管相关血流感染发生率

（图表来源于国家护理质量数据平台）

（四）工作体会

以患者安全为中心的质量评价体系的构建，可有效改善护理质量，提高护理内涵，提升专科护士综合能力，推动新技术、新业务开展；不良事件发生率的降低，减少了医疗伤害，有效促进了患者安全与转归；科学的质量管理推动了护理科研发展，2018 年郑州人民医院以提升护理质量为目标的标准化护理单元建设，成功申报并立项河南省医学科技攻关计划联合共建项目。

案例二：基于迭代理论的标准化护理单元管理模型的构建与应用研究

（一）项目背景

国务院办公厅〔2017〕67 号文件指出现代医院管理制度要逐步规范化、精细化、科学化，科学的管理模式是建立现代医院管理制度、提高核心竞争力的基础和保障，而管理的科学化必然离不开管理的规范化和标准化。标准化是指在经济、技术、科学和管理等社会实践中，对重复性的事物和概念，通过制定、发布和实施标准达到统一，以获得最佳秩序和社会效益。标准化管理以制定标准为起点，以贯彻执行标准为管理过程，以达到标准为目的。标准化管理作为一种高效的管理方法已渗入到社会各行各业，其对促进企业进步、产品质量提升等具有重要意义。

标准化管理在护理实践中应用的关键在于护理标准的制定，护理标准是指护理人员在诊断和治疗人类现存和潜在健康问题时应遵循的规范和准则。近年来，随着医院管理的不断规范及管理者科学化管理理念的提升，有关护理标准的研究及实践也逐渐受到重视，但仍存在管理体系不健全、标准不完善、职责和权限不明确、评价标准不科学等问题。护理单元是医院重要的临床服务部门，其完善的管理制度及工作流程最大限度地体现了医院的服务质量，亟须制定护理标准对其管理进行规范。

质量作为医院发展永恒的主题，是医院内涵建设的核心内容，护理是医院运营的关键组成部分，护理质量的高低直接影响医院的兴衰，为落实国家政策、提升护理质量，不断满足社会对护理服务的需求，革新护理管理模式势在必行。护理单元作为医院基本的临床服务部门，是管理模式变革的落脚点，故本项目以护理单元为切入点对其进行标准化管理，将护理单元分为护理管理、护理技术、护理服务、环境管理 4 个部分，对其各方面制定、发布和实施统一的标准,使临床各环节运转得到规范,在实践过程中通过迭代理论对标准进行不断的补充与修订,从而保证护理质量实现持续改进与优化,以获得最佳的护理服务效率和质量,达到保障患者安全和改善患者医疗结局的目的。

（二）将迭代理论运用于护理单元管理

1. 迭代的定义　迭代是指重复反馈过程的活动,其目的通常是为了逼近所需目标或结果,每一次对过程的重复称为一次迭代(图6-5),而每一次迭代得到的结果会作为下一次迭代的初始值。

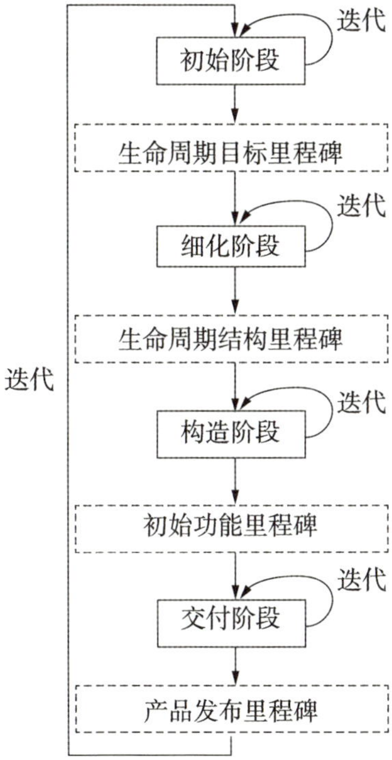

图6-5　迭代模型

2. 建立"标准化护理单元迭代管理模型"　组建32人标准化管理项目组,护理部主任担任组长,核心成员包含护理部副主任2人,骨科、普外科、心内科、呼吸科和重症监护室科室主任各1人,以及科护士长6人、护士长6人、护理研究生2人、护理骨干(工龄10年以上)10人;通过文献查阅,深入分析国内外护理管理模式发展历程及管理现状,并对现有的工作模式进行临床调研和深入分析；梳理护理单元工作清单及流程，查找问题和薄弱环节；通过多轮小组讨论和专家咨询，制定《标准化护理单元管理工作实施方案》，内容包括护理管理、护理技术、护理服务、环境管理4个方面的明确工作清单、标准及流程；在临床实践的过程中，采用培训、自查、督导、再培训、再督导的迭代方式实施，不断发现问题、讨论、优化、迭代，最终形成了标准化护理单元迭代管理模型（图6-6）。

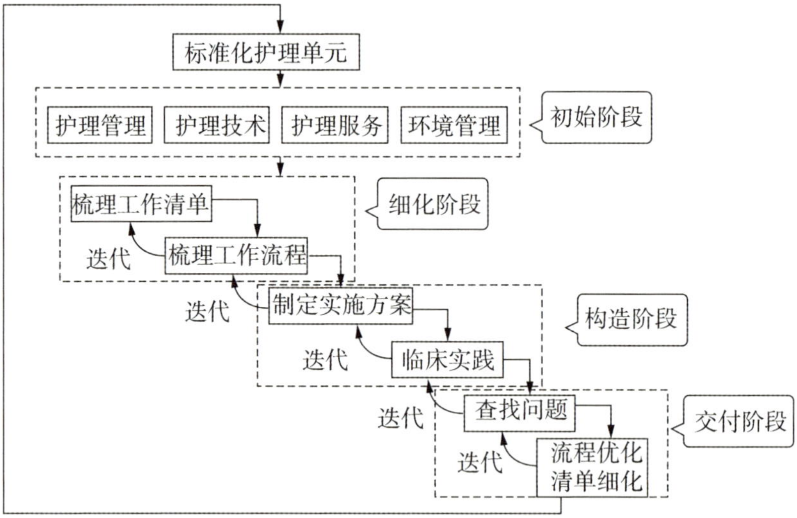

图6-6 标准化护理单元迭代管理模型

3. 探索护理单元标准化管理模式 包含以下4个方面。

（1）护理管理：建立了“标准化管理清单”（表6-2），囊括护理单元所有项目，包含4个一级指标，34个二级指标，111个三级指标。

表 6-2　标准化管理清单

一级指标	二级指标	三级指标
标准化护理管理	护士长手册	护士长手册
	护理质量管理	××年郑州人民医院护理质量三级质控方案、质控计划
		一级质控小组管理制度、工作职责、一级质控构架图
		一级质控评价标准、计划
		质量督导结果反馈汇总表
		护理质量持续改进记录
		一级质控月报表、每月质控分析
		护理质量数据统计
	不良事件	每月护理(安全)不良事件汇总表
		护理(安全)不良事件讨论分析记录(院级)
		护理(安全)不良事件讨论分析记录(科级)
	护理岗位职责	岗位说明书及各班工作职责
		各班工作流程
	应急预案	护理公用应急预案
		专科应急预案
		应急预案演练
	绩效考核	绩效考核分配方案
		绩效考核量化表
		绩效考核分配表
	在职护士培训	年度培训计划
		护理业务学习
		应急预案培训
		核心制度培训
		护理查房
		护理会诊
		疑难病例讨论
	在职护士考核	理论考核
		操作考核
	规范化培训护士考核	科室培训制度
		培训计划
		操作考核
		理论考核
		综合评价记录
		调查问卷
	实习护生培训	实习护生带教制度
		实习护生科室培训计划

续表 6-2

一级指标	二级指标	三级指标
标准化护理管理	实习护生培训	实习护生业务学习
		实习护生理论考核
		实习护生操作考核
		实习护生成绩汇总单
		实习护生调查问卷
		师生座谈会
	进修护士培训	进修护士培训制度
		进修护士培训清单
		进修护士理论考核
		进修护士操作考核
		进修护士成绩汇总单
		进修护士调查问卷
	护理档案	科室护理人员信息表
		个人成长记录
		分层级管理
	科务会	会议记录
		会议签到等
	感染管理	感染管理文件
		感染培训
	医院和护理部下发资料	国家方针政策
		医院文件资料
		护理部文件资料
		其他
	护理部下发资料	护理管理文件常规、预案、流程
		护理管理文件制度、规范、职责
		护理管理文件规划、规定、办法
		国家护理质量数据平台 3.0 版采集表单
		郑州人民医院临床护理指导手册
		疾病护理常规
		临床技能操作常规
		临床护理技术操作常见并发症的预防及处理规范
		优质护理服务工作指导手册
		郑州人民医院跌倒管理指导手册
		郑州人民医院压疮诊疗护理规范
		外周静脉留置针操作及维护标准 SOP
		护士长工作指导意见
		如果护理有温度——叙事，给你不一样的温暖

续表 6-2

一级指标	二级指标	三级指标
标准化护理管理	专科制度	根据科室特色形成的专科管理制度
	标准化护理单元创新管理	多种形式呈现科室文化及专科健康教育、护理管理等
标准化技术管理	专科护理质量检查	专科护理质量查检表
		汇总分析
	新技术新业务	护理新技术、新项目使用手册
		科室新增项目操作规程
		数据统计汇总
	专科资料	相关专科技能书籍
		标准化专科操作规程/服务规范/工作流程
		科室专科疾病护理常规
	抢救工作护理管理手册	抢救工作护理管理手册
	抢救室管理	四定：定房间位置，定室内布局，定收治标准，定服务标准
		三统一：统一品规，统一存放，统一封存
		按照医院“抢救室设备设施定位具体要求”执行
	抢救车管理	抢救车管理
标准化服务管理	优质护理服务	优质服务实施方案
		优质服务措施
		病区专科标准化出、入院患者护理流程
		一科一品服务措施
	工休座谈、健康教育	工休座谈会
		健康教育
	满意度	满意度调查汇总分析
	病区专科标准化出、入院患者护理流程	病区专科标准化入院患者护理流程
		病区专科标准化出院患者护理流程
	专科健康教育	专科健康教育
	标准化 SBAR 沟通交接模板	标准化 SBAR 沟通交接模板
	标准化床头交接班标准操作规程	标准化床头交接班标准操作规程

续表 6-2

一级指标	二级指标	三级指标
标准化环境管理	6S 管理制度	6S 管理制度
	标准化四室一库一站管理评价标准	标准化四室一库一站管理评价标准
	各位点管理标准	治疗准备室管理标准
		治疗室管理标准
		处置室管理标准
		污物间管理标准
		库房管理标准
		护士站管理标准
		值班室管理标准
		病房管理标准
		抢救室管理标准

(2)护理技术:规范 35 项基础护理操作、39 项专科护理操作、54 项新业务新技术。

(3)护理服务:塑造了 37 度护理品牌,规范基础护理服务(图 6-7),实施定制化护理服务"一科一品"(图 6-8),创新开展叙事护理。

(4)环境管理:基于 6S 理念建立标准化"412"管理模式,即"四室一库二房",对各室、各位点物品摆放顺序及标识进行全院统一,提高工作效率。

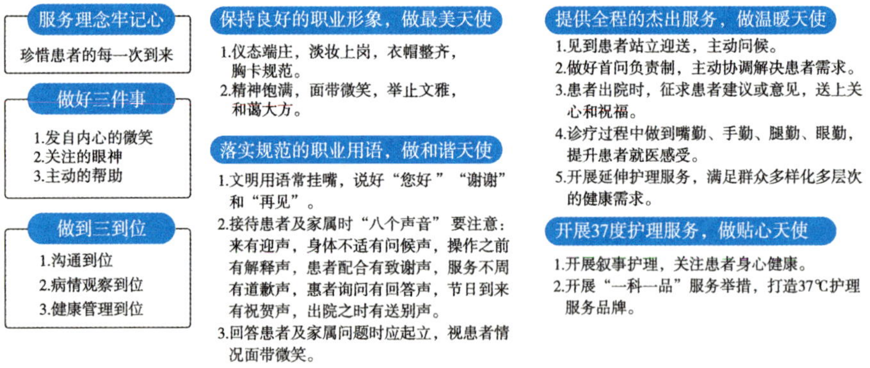

图 6-7 规范基础护理服务

服务目标

打造“双心护理”病房

具体措施

1.教会患者自测血压、养心降压操。
2.床头播放双心护理健康科普视频。
3.教会患者正确实施急性心梗自救。
4.教会家属掌握心肺复苏急救技术。
5.为焦虑、抑郁患者专业心理疏导。
6.为患者提供心脏康复的五大处方。
7.中西医结合降压安神，养心护心。

服务目标

创建“快速康复”病房

具体措施

1.为患者提供医、药、护、营养师多学科联合的诊疗和护理服务。
2.为手术患者提供术前、术后多方位、多途径的健康教育和个体化快速康复指导。
3.为术后患者提供量杯，精确记录引流量。
4.为术后患者采取多模式镇痛。
5.建立出院患者微信群，提供延伸服务。

服务目标

守护生命，助力成长！

具体措施

1.病室播放舒缓早教音乐，促进宝宝大脑发育，创造舒适生长环境。
2.每月开展妈妈课堂，分享育儿小知识。
3.探视日循环播放育儿科普视频供家属观看。
4.鼓励母乳喂养，住院期间接收母乳。
5.针对早产宝宝开展袋鼠式护理，一对一专业护理指导。
6.注重出院后随访，延续家庭护理，宝宝回家后也能及时得到专业的护理帮助。

图6-8　实施定制化护理服务“一科一品”

4. 标准化护理单元管理特点

(1)操作性强、易复制:标准化管理清单、基础和专科护理操作标准、基础护理服务规范、标准化“412”管理模式等措施分类明确、标准清晰,管理者操作简单,可直接复制到新建科室及新建院区,达到迅速规范护理管理效果。

(2)适用范围广:适用于各级医疗机构的护理单元建设,新建护理单元可帮助其快速规范管理,已建护理单元可帮助其持续提升管理内涵。

5. 应用推广

(1)本项目于 2017 年启动,历经 1 年,首先在医院总部达标率实现 100% 后,次年复制到郑州人民医院的 2 个新院区,实现了一院两区一体化、同质化管理;2018 年 8 月帮助卢氏县五里川镇中心卫生院打造 3 个“标准化护理单元”,护理管理水平和患者就医体验快速提升,实现精准扶贫;郑州市第二人民院、惠济区人民医院、荥阳市人民医院以及新疆维吾尔自治区哈密市第二人民医院等 12 家同行先后来我院实地学习交流。

(2)先后举办省、市级继续教育项目 5 场次,参会 4 万余人。

1)2021 年 9 月 11 日举办省市级继续教育项目“第三届‘标准化单元建设’研讨会——基于迭代理论的专科护理质量提升策略”线上研讨会,省级项目编号 2021-14-05-09,市级项目编号 ZZWS2021137,在线培训人数累计近 25 000 人次。

2)2021 年 4 月 16 日举办市级继续教育项目“如果护理有温度——第二届护理人文教育实践研讨班”,项目编号 ZZWS202185,在线培训近 5 000 人。

3)2020 年 9 月 25—26 日举办省市级继续教育项目“快速迭代模式下的标准化护理单元建设线上成果交流研讨会”,省级项目编号 2020-14-05-

22，市级项目编号 ZZWS2020151，在线培训近 5 000 人。

4）2020 年 4 月 26 日举办市级继续教育项目“护理人文教育暨叙事护理实践线上研讨班”，市级项目编号 ZZWS2020304，全国 64 家医院 6 900 多名护理同仁参与。

5）2019 年 6 月 21 日举办省市级继续教育项目“快速迭代模式下的标准化护理单元构建与研究研讨班”，省级项目编号 2019–14–05–57，市级项目编号 ZZWS2019114，省市 30 多家医疗机构 500 余人参会。

案例三：高血压科标准化护理单元创建的实践及效果评价

（一）项目背景和意义

“标准化”是组织现代化生产的重要手段，是科学管理的重要组成部分，没有标准化，就没有专业化，就没有高质量、高速度。护理单元是医院重要的临床服务部门，一个护理单元的管理涉及人力资源管理、质量安全管理、护理服务水平、专业技术能力等。护理服务质量不仅取决于护理人员的素质和技术水平，更依赖于护理质量管理水平，护理管理体系是医院提升核心竞争力及适应医疗服务市场的客观要求，建立“护理单元标准化管理模式”可以适应现代医院快速的发展趋势和理念。

（二）项目目标

建立护理单元标准化管理模式，通过“护理管理、护理技术、护理服务、环境管理”标准化管理，规范高效实施护理管理工作，提升护理质量；制定规范化操作规程，为患者提供精准护理；丰富工作内涵，打造同质化服务，提升患者满意度；营造安全舒适的休养环境，保障医疗环境安全。全方位保障患者安全，改善患者医疗结局。

（三）使用的路径和方法

医院护理部下发标准化护理单元工作清单共有 93 项管理内容，对照清单将每一项管理内容进行分类、分解、细化，结合专科特色认真总结、逐项完善（图 6–9）。依据标准化护理单元考核标准，对照每一条标准，进行严格培训及考核，有效落实各项标准及要求。

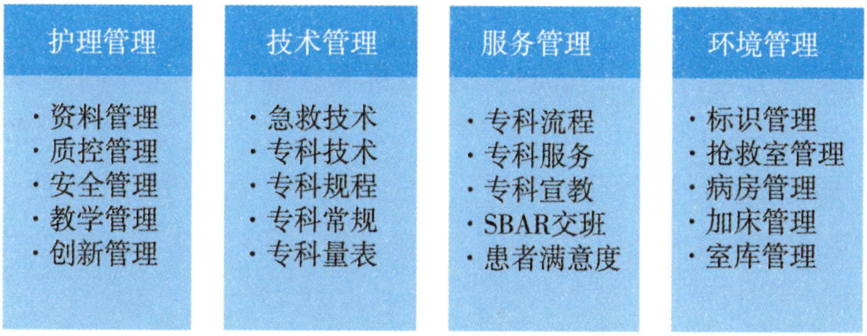

图 6-9　标准化护理单元工作清单

1. 护理管理标准化

（1）电子资料管理：将专科所有护理电子资料固定位置、分类保存，便于快速查找，提高工作效率（图 6-10）。

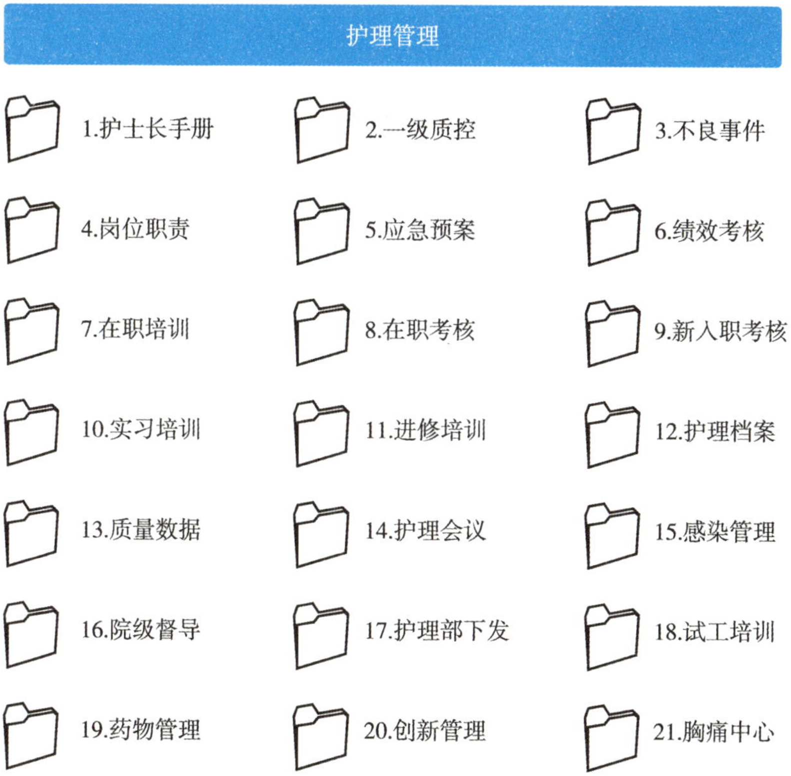

图 6-10　电子资料

（2）纸质资料管理：实施分层管理，将医院和护理部层面的资料和专科资料分开，用统一的文件夹和统一的文件标识规范放置于护士站，方便护士随时取用学习。

(3)质控管理:建立科室质控工作目标和计划,质控工作制度和小组职责,一级质控架构图,每人每天将质控问题实时记录于护理质量问题记录表,每月质控小组严格督导一级质控,每月召开护理质量持续改进会议,讨论分析并落实整改,达到人人参与、扎实质控、深入分析、不断改进提升的目的。

(4)安全管理:根据护理不良事件管理制度要求,认真总结和讨论分析科室及医院的典型不良事件,每月召开护理不良事件讨论分析会议,根因分析、对照整改;每季度召开典型案例警示教育,提高全体人员安全防范意识,做到防微杜渐,警钟长鸣。

(5)教学管理:制定不同人员的教学目标及大纲,分层次、分目标、有侧重地进行带教和管理(图6-11)。

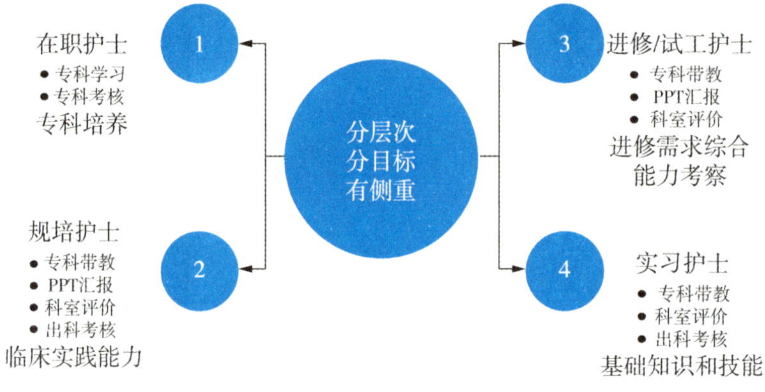

图6-11　教学管理

(6)创新管理:从入科须知、专科检查、网络宣教、床头平板视频宣教,从口头到书面、从纸质到多媒体,采用多种形式的健康科普教育,全面提高患者养心、护心知识及自我健康管理能力。

1)设立患者读书角,每周组织健康大讲堂,带领患者做养心降压操,传播疾病预防知识和健康理念,改善患者住院感受。

2)制作心电图学习图谱,提高专科护士心电图的识别能力。

3)悬挂专科仪器操作流程,方便各类人员规范操作、正确使用仪器设备。

2. 技术管理标准化

(1)急救管理:依据考评标准严格落实各项操作流程,严格按照医院七大急救操作流程进行培训和考核，人人过关。规范管理抢救室和抢救车，专人负责，抢救车固定位置、封条封存管理并每日交接，抢救药品、物品规范管理，每月查验核查。

(2)专科常规：结合专科开展的新业务新技术，重新梳理总结7项专科护理常规，按照护理常规严格落实各项护理措施。

(3)专科技术：将科室的专科技术进行规范化管理，建立专科操作规程、专科操作流程、专科操作量表，所有文件按照医院规范性文件要求进行制定，所有专科操作先培训考核再规范实施。

(4)专科流程：建立完善的专科技术流程、专科告知书、提示卡(图6-12)，不仅统一规范了护士的工作标准，更加方便了患者各项诊疗。

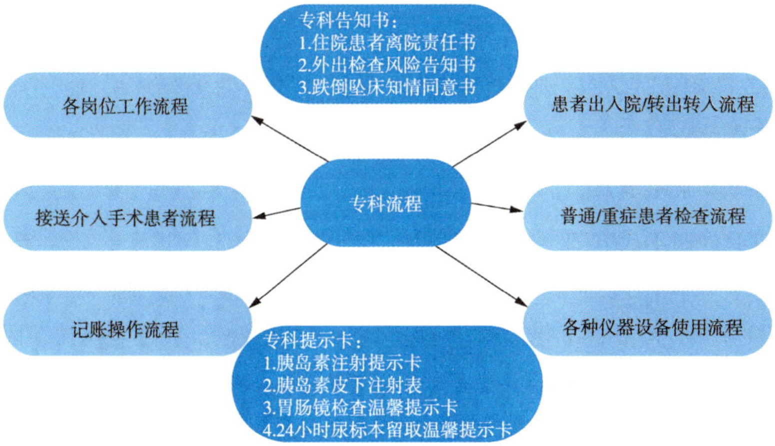

图6-12　专科流程

3. 服务管理标准化

(1)安静病区：首批创建医院“安静病区”，建立安静病区“十做到”10项措施，从“环境设施、人员管理、流程优化”3个方面全面管控，为患者提供良好的休养环境。

(2)双心护理：根据医院护理部“一科一品”的服务理念，科室提出打造“双心护理”病房服务承诺，制定了7项服务举措，从患者到家属、从生理到心理、从西医到中西医结合，践行37度护理服务，全面提升服务品质及内涵。根据“双心护理”病房服务承诺内容，制作“一科一品”健康指导手册。在床边指导患者如何自测血压、心肌梗死自救，指导家属学会实施心肺复苏技术等。制作多部健康科普小视频,定期在病区播放和宣传,深受患者喜爱,赢得了患者良好的口碑和信任,患者的满意度大幅提升。

4. 环境管理标准化

(1)6S 管理:严格落实“整理、整顿、清扫、清洁、素养、安全”6S 管理理念及要求,进行病区环境管理,遵照“四室一库一站”管理规定,按图定点、定位放置,保持各位点整洁有序、舒适安全。

(2)标识管理:标识管理是环境管理的第一步。我们统计了全科范围内所有位点的设施设备、仪器物品,对每个抽屉及内部的物品都分类管理并粘贴标识,小到一个水杯,大到一台电脑都有标识,不仅整齐美观,取用物品更加快捷高效。

(3)病区管理:在包括“护士站、治疗准备室、污物间、抢救室、普通病房、医护值班室、配餐间、保洁间、清洁库房”的所有区域,每个位点都制定了管理标准,明确责任人、管理目的及要求,并建立长效监督管理机制,使病区环境能常态化保持。

(四)项目成效

没有规矩不成方圆,没有规范就没有成果。通过全科护士的共同努力,我们修订了 17 项制度,制定了 36 项流程,制作了 5 本宣教手册、460 个标识,取得了 2020 年第二季度标准化护理单元总分第一名的成绩。科室制作的多部健康科普视频连续两年荣获大奖,科室荣获“2019 年郑医杰出科室”称号。

(五)经验和教训

创建标准化护理单元不是一个人的事,要靠团队通力合作;平时善于总结、系统归纳,挖掘专科内涵;善于挖掘护士潜力,不断激励,促进队伍成长;保持良好的工作习惯,营造温馨舒适的环境;通过创建标准化单元,使职工和患者得到最大获益。

第二节　护理敏感质量指标改善案例

案例一:静脉治疗学组在改善静脉治疗质量中的干预措施

(一)项目背景

静脉治疗是我国临床最常用、最直接的治疗手段之一,而且我国是全球输液大国，80%的住院患者大多会接受静脉输液治疗。其中有85%的护士有大于70%的工作时间都用于输液的操作实践过程当中。近些年，静脉治疗的功能和范围得到了极大的扩展，各种血管通路的应用也使得静脉治疗的安全隐患相应增加，如静脉炎、静脉血栓、导管脱出、静脉导管相关血流感染等并发症的出现。

（二）改善措施

1. 成立静脉治疗学组　静脉治疗关乎每一个输液患者的安全，所以静脉治疗的规范化管理尤其重要。2016年12月，在院领导和护理部的支持下，成立静脉治疗学组，对全院的外周与中心静脉通路进行统一管理。学组核心成员8人，支持保障组成员由血管外科介入科医生、超声医学科医生、放射科医生和药学部药师组成，临床各科室选派穿刺能手组成团队成员共计90人，制定学组规章制度、工作职责、各项操作流程及学员考核细则。

2. 建立学组微信群　群内发送培训通知、静脉治疗相关知识，当科室出现静脉治疗方面问题时，成员们在群内讨论、发表建议，团队成员共同分享、共同成长。

3. 培训　学组成立后，制订培训计划，按计划每月为团队成员进行理论或操作的规范培训，从行业标准到美国静脉输液护理学会指南，从外周留置针到静脉输液港。一次次培训，一步步提升，成员队伍逐步扩大，静脉治疗安全逐步受到重视，各项操作逐步规范。同时，采取“请进来，走出去”的方式，每年分别邀请国内静脉治疗领域专家、药学部、感染管理科及血管外科专家来院授课，核心成员利用业余时间参加各种培训学习，不断充实自我，通过各种途径学习知识，在不同场合与全国多名专家交流，查找我们的不足与差距，找出下一步努力的方向。各学组成员以点带面，将自己学习的静脉治疗知识在科内进行全员讲授，规范科室静脉治疗，以达到静脉治疗在全院的同质化、规范化管理。

4. 开展静脉治疗数据基线调研即横断面调研　学组成立后，为了解医院技改治疗现状，2017年3月21日，学组成员对全院住院单号病床输液的729名患者进行了静脉治疗数据基线调研，内容涵盖输液工具的使用、输液穿刺部位的选择、导管维护、导管固定、输液连接及并发症的发生情况等。参与调研人员2人一组，每组负责2个病区，一人填表，一人拍照。继2017年3月进行了静脉治疗数据基线调研后，之后每年都进行静脉治疗数据横断面调研，了解学组工作效果，针对调研中发现的问题，制订培训和督导计划，确定下一步的工作重点和努力方向。

5. 制定静脉治疗质量改进督导表　由静脉治疗学组核心成员/护理总值班参照表内各项要求，开展静脉治疗护理质量控制工作。根据医院静脉治疗发展状况，每年度更新质控标准。从2018年6月开始，静脉治疗学组对全院使用中心静脉导管的科室进行了护理敏感质量指标——中心静脉导管相关血流感染的监测，每月对监测结果进行汇总分析，分别计算出导管固定正确率和导管维护正确率，并对每个月的结果以折线图形式进行对照，对突出问题及相关科室进行点评，并从问题延伸到患者安全、纠纷隐患等，引起临床重视。

6. 制定留置静脉导管患者护理专科质量检查表　由护士长/科室静脉治疗质控专员/责任组长参照留置静脉导管专科护理质量检查表，按照PDCA的步骤，开展护理工作。

7. 举办静脉治疗知识竞赛　为践行行业标准，提升护理水平；规避静脉治疗风险，保障护患安全。2018年4月26日郑州人民医院举行2018年"5·12"国际护士节静脉治疗知识竞赛，竞赛试题主要涉及《静脉治疗护理技术操作规范》、《2016静脉输液治疗标准指南》、静脉治疗学组2017年培训课件以及药学部发布的《我院常用需避光输注及精密输注药品使用建议》等内容，同时设有现场观众答题。此次竞赛，考查了选手对静脉治疗护理相关知识的了解深度和熟悉程度，培养了选手的合作意识、团队精神，锻炼了选手的反应能力，提高了选手的综合素质，更提升了临床护理人员的专业知识。通过竞赛，"以学促改"，充分运用学习中的点点滴滴，找出存在问题，不断总结，不断提高，进一步夯实静脉治疗基础，落实静脉治疗规范，为患者提供更高品质的输液安全治疗。

8. 改进穿刺技术　我院领导大力支持静脉治疗工作，购置血管超声机，护理人员置入PICC由原来的盲穿改进为超声引导下赛定格技术PICC穿刺，进一步提高了穿刺成功率，降低静脉导管相关并发症的发生。

9. 成立静脉置管维护门诊　固定人员，开展门诊及住院患者中心静脉置管及维护，保证了置管及维护的同质化、规范化开展。

10. 其他　制作外周静脉留置针操作及维护手册、PICC及CVC管路护理标准操作规程。

（三）工作成效

通过以上十大举措的实施，静脉治疗护理技术得到了进一步规范，静脉导管相关并发症发生率持续降低，患者满意度、医院经济效益和社会效益不断提升。通过静脉治疗的工作，让规范在护理实践中落地生根，让行业标准更好地融入护理质量控制与管理中，规避静脉治疗风险，为患者提供更高品质的输液安全治疗，降低静脉治疗并发症，促进患者早日康复，提升患者就医感受。

案例二：跌倒小组在住院患者预防跌倒干预措施效果分析

跌倒是指患者不自主的、非故意的、突发的倒在地上或更低的平面上，是患者生理、病理、心理、药物以及环境等因素综合作用的结果。住院患者跌倒率是评价护理质量的敏感性指标之一，受个体、疾病与环境因素的影响，跌倒可对患者造成不同程度的伤害，5%～15%的跌倒会造成脑部损伤、软组织损伤、骨折和脱臼等伤害，损伤最严重的为髋部骨折，降低患者生存质量，增加医疗费用，延长住院时间，严重者甚至危及生命。2011年初，卫生部下发了《三级综合医院医疗质量管理与控制指标(2011年版)》，其中将医院内跌倒/坠床发生率及伤害严重程度作为患者安全类指标之一，以此来促进医疗质量管理与控制工作的规范化、专业化、标准化和精细化。因此，患者跌倒的管控是医院护理质量与安全管理的重要课题。郑州人民医院自2016年12月成立了跌倒专项管理小组，对2016年全院住院患者跌倒事件进行回顾性分析，探索患者跌倒的影响因素，制定并落实一系列的跌倒专项管理措施，取得了良好效果，报道如下。

(一)资料与方法

1. 一般资料　郑州人民医院为国家三级甲等综合性医院，共69个临床护理单元，开放床位2 000张。2016年1—12月，全院住院患者人日数为781 048，发生跌倒事件71例次，跌倒发生率为0.091‰。经调查统计发现，内科发生跌倒事件居多，达51例次(占71.8%)；神经相关疾病科室发生例数最多，共19例次(占26.8%)；老年患者发生跌倒事件共46例次(占64.8%)；病房卫生间和病床边为跌倒高发地点，分别为22和13例次(占31.0%和18.3%)；如厕跌倒和下床跌倒例数占前两位，分别为22和19例次(占31.0%和26.8%)。

2. 住院患者跌倒原因分析

(1)患者因素：患者及家属对宣教内容不理解，对跌倒/坠床风险认识不足;患者对自身疾病认识不足,超出自理能力范围活动;患者衣着不当。

(2)环境因素:部分病区设施陈旧、防护设备配置不足,安全隐患多;病区及病房夜间灯光昏暗、空间狭小,影响患者通行或活动;地面不平坦,造成安全隐患;温馨提醒标识效果不好。

(3)管理因素:科室对患者跌倒/坠床风险认识及关注度不够;午夜间时段人员排班相对不足;科室没有结合本科疾病特点制定防跌倒、防坠床措施;对患者及家属、保洁人员安全教育不足,未引起高度重视或关注。

(4)医务人员因素:交接班不到位,对高风险患者未交接班;未对患者进行安全设施使用指导;对患者及家属安全教育不到位;对高风险患者评估不及时、不准确。

3. 方法

(1)成立专项整改小组,由科护士长为组长,医院不同区域由小组成员专人负责培训和指导。小组工作职责:对全院各病区进行专项督导、协助护理部质控;对发生的跌倒/坠床不良事件跟踪、指导并不断完善及改进相关制度及流程;负责院内跌倒/坠床相关知识培训及新知识、新理念的推广;制定各种相关表格。

(2)制定住院患者意外事件危险因素评估表:评估内容包含事件类别、患者一般信息、诊断、年龄(≥75 岁)、意识、感觉、精神、行动、药物、既往史。

1)评估方法:根据患者病情,选择评估的意外事件项目(在相应的事件类型选项框内打分)。

2)应对措施:总分≥4 分提示为高危人群。应立即启动防跌倒、坠床等预案,在患者床尾挂“防跌倒”等标记及其他防范措施。总分≥7 分由责任护士根据患者病情变化至少每周评估 1 次,直至高危因素解除、出院、转科、死亡。如发生跌倒、坠床等意外事件,立即按流程上报至护理部,护理部积极组织相关人员讨论意外事件发生原因并提出防范措施,以防再发生。

3)制定跌倒高风险患者追踪督导表:目的是了解护理人员对预防跌倒/坠床知识的知晓情况、意外风险评估正确率、预防跌倒/坠床护理措施落实情况、科室跌倒/坠床不良事件的管理;采用理论知识提问和现场查看相结合的方法对全院临床科室进行督导;督导人员为跌倒/坠床小组人员;督导表满分 100 分,≥90 分合格,样本采集为每次每科督导护士 2 人/患者 2 人。

4)制定跌倒护理标准操作规程:内容包含定义、目的、评估、计划、实施以及评价,并让患者或照顾者了解跌倒/坠床的危险因素,积极主动进行自我防护并发现不安全因素，减轻或消除患者对跌倒/坠床的恐惧感。

(3)持续督导和追踪指导，见表6-3。

表6-3 对51例跌倒/坠床患者相关因素分析

因素	是	否
护士是否知晓跌倒/坠床基础知识防范管理制度以及应急预案	40(78.43%)	11(21.57%)
护士是否知晓关键因素	45(88.23%)	6(11.77%)
护士是否掌握跌倒/坠床评估内容	46(90.19%)	5(9.81%)
护士是否理解跌倒/坠床高风险	47(92.15%)	4(7.81%)
患者病情及身体状况是否稳定	36(70.58%)	15(29.42%)
是否为一级护理	31(60.78%)	20(39.22%)
医嘱是否开具留陪	42(82.35%)	9(17.65%)
风险评分是否大于5分	36(70.58%)	15(29.42%)
住院期间是否有陪护	48(94.11%)	3(5.89%)
腕带、床位是否有标识	41(80.39%)	10(19.61%)
是否使用床档	49(94.23%)	2(5.77%)
病区是否保持环境光线充足，地面平整清洁、安全	44(86.27%)	7(13.73%)
跌倒/坠床高风险是否登记在记事牌、交接班	51(100.00%)	0(0)
评分是否与患者病情相符	43(84.31%)	8(15.69%)
安全防护是否已宣教	49(96.07%)	2(3.93%)
卫生间扶手和应急按钮使用是否宣教	33(64.70%)	18(35.30%)
科室未专门进行防跌倒/防坠床专项培训	37(72.54%)	14(27.46%)
发生跌倒/坠床后2小时内是否上报不良事件报告系统	45(88.23%)	6(11.77%)
发生跌倒/坠床不良事件后科室是否及时组织讨论、分析	51(100.00%)	0(0)

(4)进行跌倒风险管理培训：医院成立专项整改小组，及时跟进跌倒等不良事件的发生及发展，每月定期组织医护人员参加跌倒风险培训，进社区、老年公寓进行跌倒风险培训等。

(5)管理层面制定防范措施

1)医、护、患充分沟通，根据病情及风险评估下达医嘱并书面通知患者及家属24小时留陪，告知陪护的必要性、重要性及无陪护的严重后果，病历中详细记录，提高患者依从性。

2）对评估高风险患者如口服镇静药物、头晕、体弱、高龄、有跌倒史、术后早期下床活动等重点交接，按一级护理巡视，镇静安眠药由护士统一管理，在患者睡前发放并交代注意事项。

3）督促保洁在易跌倒位点放置防滑垫、警示牌等安全设施。

4）合理安排床位，减少加床，保证高风险患者入住有卫生间的病房，减少隐患发生。

5）重视患者健康教育，采取多种形式进行宣教及指导，如示范下床如厕动作注意事项等；评估患者及家属接受能力和理解能力，实施个体化宣教方式，保证宣教效果。制作预防跌倒健康教育微视频，老年患者通过观看防跌倒视频，对跌倒的危险因素有了直观的感受，有利于患者学习正确的防跌倒技巧。

6）指导护理人员充分做好患者生活能力评估，衣、裤、鞋穿着是否合体，病情及情绪是否稳定，肢体活动、肌力是否允许下床活动、如厕等，根据需求提供必要的基础护理服务。

7）高发科室应特别重视风险管理和措施落实情况等，提高风险管理意识能力，如神经内科、儿科等。

8）改善院区环境，改进防护措施。对院区及病区地面进行排查，对有凹凸的地面和路面进行修整；对病区公共卫生间及病房卫生间进行排查，对所有位点安装扶手、应急按钮、防滑地垫等防护设施；对易积水、易发生跌倒的位点进行排查，放置醒目警示标识，改造台阶及清理障碍物等；对院区及病区走廊灯光、走廊加床进行排查，保证照明灯明亮、走廊加床不影响患者扶手使用及病区活动。

（二）结果

成立跌倒专项整改小组并实施一系列跌倒防控措施前（2016 年），住院患者跌倒发生率为 0.091‰（71/781 048）；实施后（2017 年第一、二季度）住院患者跌倒发生率为 0.050‰（18/359 327），经比较，差异有统计学意义（$\chi^2=5.252$，$P=0.022$）。

（三）结论

住院患者跌倒的发生是多种因素综合作用的结果，且跌倒的可能性会随危险因素的增加而增加。对跌倒事件的管控应以预防为主，制订优先干预计划。郑州人民医院自 2017 年初成立跌倒专项整改小组后，对已发生的跌倒不良事件进行根本原因分析，找出跌倒事件的重要影响因素，发现住院患者跌倒管理现状中存在的问题，并针对薄弱环节进行专项整改，规范各项流程，完善相关制度，有效降低了患者跌倒的发生率。同时，定期对患者及其家属进行健康宣教，强化患者及家属对跌倒的危险意识，明确安全防范措施，提高其与护理工作的配合度，从而更好地减少跌倒事件的发生。

第三节　专科护理质量改善案例

案例一：神经外科气管切开患者护理质量改善

（一）项目背景

神经外科脑出血、脑外伤的患者，一般病情都较危重，尤其是意识不好，甚至昏迷的患者，自主呼吸功能不佳，为了保持气道通畅，便于吸痰护理，避免痰液积聚加重肺部感染，需要行气管切开。气管切开后，如果护理不当，会影响患者的治疗效果和生命安危，增加并发症的发生率。

（二）基线调查

通过调查2018年神经外科因脑出血术后气管切开患者106例，发现按常规护理，气管切开切口皮肤感染的发生率为77%，出院时拔管成功率为65%，平均住院天数大于50天，平均住院费用为20万元。

（三）改善目的

（1）改善气管切开患者护理专科质量，降低气管切开患者气管套管固定松动的发生率，降低切口红肿发生率，降低敷料更换频率，降低氧气管、气道湿化管脱出及痰液外溅的发生率，提高气道湿化效果，降低交叉感染的发生率，提高出院套管堵管的成功率，促进患者早日康复。

（2）改善护理模式，将传统的终末质量控制变为环节质量控制，为患者提供全方位、全程护理。

（四）深入调查分析

制定神经外科气管切开专科护理质量评价表（详见第五章第二节），由护士长、科室气管切开质控专员、责任组长负责实施数据收集，针对汇总数据，查找核心问题，进行原因分析，拟定对策方案（表6-4）。

表 6-4 问题分析及对策

序号	问题点	原因分析	对策方案
1	非计划拔管	管道固定与标识方法欠稳妥	革新改良固定方法、标识方法等
		健康教育指导不足	加强患者及家属健康宣教
		固定材料质量差	改良气管切开固定带
2	肺部感染	病理、生理因素	病情监测、正确体位
			营养支持
		切口感染	应用新型伤口泡沫敷料
			无菌技术管理
		气道湿化不足	应用气管切开雾化器
3	住院天数长、费用高	成功拔管率低	创新试堵管材料
4	患者满意度低	患者舒适度下降	提高患者舒适度
		气管切开护理材料差	改良护理材料
		服务态度差	提高医护人员职业发展理念

结合问题分析及对策，经过小组讨论，拟对气管切开患者进行气管切开固定带、气管切开伤口敷料、气管切开雾化器、气管切开试堵管材料4个方面进行质量改善，选择理由如下。

1. 气管切开固定带　传统的固定方法中，气管套管的布带直接压迫颈部皮肤，固定太松气管套管易移位，太紧对颈部的压力较大，增加了患者的不适感和对皮肤的刺激；布带属于棉织品，吸水性较强，一旦受到汗液或痰液的污染，很快就会变细、变硬，甚至会勒伤皮肤，造成局部皮肤湿疹、破溃；污染的布带也是良好的细菌培养基，可加剧气管切开处呼吸道的感染。

2. 气管切开伤口敷料　传统临床护理中一般使用纱布敷料进行换药工作，但是纱布敷料对于渗液的吸收效果并不理想，患者的皮肤长期处于潮湿的状态，因此给患者皮肤出现红肿、糜烂、皮疹等症状增加了可能性。在使用普通无菌纱布进行换药工作时，为了使患者创口周围的皮肤长期处于干燥状态，使皮肤受损的可能性尽量降低，减少被外界细菌感染的可能性，护理人员必须时常帮助患者进行换药工作，这无疑加大了护理人员的工作量，不利于提高护理的水平和质量。并且由于频繁更换敷料，容易对患者的气管外套管造成不利影响，例如使固定用的系带出现松动的情况，患者很容易发生剧烈咳嗽、咳痰的现象，气管套管容易出现脱出情况，此时需要立即帮助患者进行气管插管的重新插入工作，这无疑也增加了患者的痛苦，不利于患者的康复工作。

3. 气管切开雾化器　由于气管切开后管口直接与外界相通，为了保持气管湿化及防止异物掉入气管内，临床上常用的方法是在气管切开口上盖无菌的干纱布或湿纱布，但纱布不易固定，翻身时易移位，咳嗽时易喷落或是被痰液污染，而频繁地更换纱布易加重患者的经济负担以及护士的工作量，且当患者胸腔内压力突然增加或剧烈咳嗽时，不仅氧气管、气管湿化管容易脱出，造成气管湿化效果差，而且痰液会冲开纱布飞溅至病床周围，甚至是医护人员身上，造成空气中细菌的传播和交叉感染。

4. 试堵管材料　气管切开术是解除呼吸道阻塞，迅速改善通气功能的重要措施。气管切开患者在病情好转后，应在拔管前先试堵 24～72 小时，医生根据患者有无呼吸困难及缺氧情况决定拔管或延长堵管时间，堵管材料的选用决定了堵管的效果，也就决定了拔管是否成功。临床上试堵管的材料有：①多层无菌纱布堵住气管套管口，3 条纱布固定，其缺点是堵管不严，不能形成真正的堵管，导致拔管不成功，患者咳痰后，纱布容易污染，引起感染。②软木塞，虽然取材方便，但每次需依据套管号反复多次制作，且木质在潮湿环境下容易被霉菌污染，使用中易发生木屑脱落刺激呼吸道。

（五）具体改善措施

1. 气管切开固定带　将输液延长管穿入橡胶管止血带中，橡胶管止血带两端伸出的输液延长管对气管套管进行固定。所用输液延长管及橡胶管止血带的弹性好，表面光滑，对皮肤摩擦力小，活动头部或做治疗护理时，可减少对皮肤的直接压力和刺激；输液延长管及止血带属于橡胶类物质，不吸水，出现分泌物和痰液刺激时，只需用纸巾擦拭即可，有效避免了颈部皮肤长时间处于潮湿状态；如用乙醇纱布清洁延长管及止血带，还可起到消毒和抑菌的作用，防止细菌繁殖；出汗较多的患者，可在止血带下面垫一层纱布即可保持局部干燥；延长管加止血带固定后更换时间延长，减少了更换固定带给患者带来的痛苦与不适（图 6-13）。

2. 气管切开伤口敷料　使用泡沫敷料，先将患者呼吸道分泌物清除干净，随后护理人员做好手部的消毒工作，戴好无菌手套，使用碘伏棉球对患者的伤口进行消毒工作，从内向外环状涂抹，等到碘伏干燥后，取敷料进行裁剪，形成一个“Y”形或“E”形，并将敷料置于气管套管的下方。敷料的更换时间间隔一般是48小时，如果发现患者的敷料被痰液渗湿或者出现膨胀的情况，则需立刻更换。如果发现患者伤口附近的皮肤出现明显的红肿、皮疹等现象时，则需缩短更换敷料的间隔，增加更换次数，确保患者伤口周围皮肤保持清洁干燥。如果患者伤口附近的皮肤出现糜烂现象，除了要勤换敷料之外，还需要给予患者造口护肤粉，用于糜烂处的治疗（图6-13）。

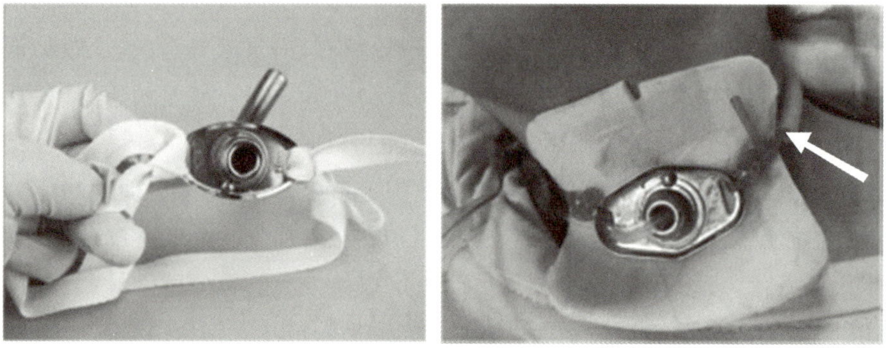

改良前　　改良后

图6-13　气管切开固定带、伤口敷料改良前后对比

3. 气管切开雾化器　连接好气管切开雾化器，调节好氧流量，将气管切开雾化器套在气管套管的上面（图6-14），根据患者脖颈的粗细调整松紧带的松紧度，根据痰液的分度与病情选择间断或持续气管湿化。当有痰液喷出时，取下气管切开面罩，用清水冲洗或纸巾擦拭即可。

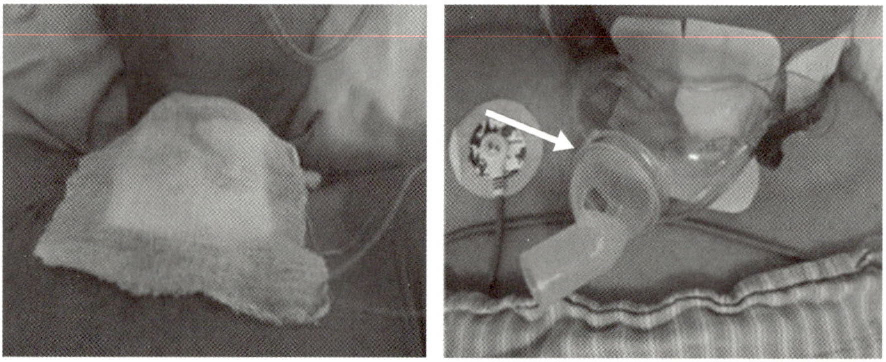

改良前　　改良后

图6-14　气管切开雾化器改良前后对比

4. 气管试堵管材料　选择药品(泮托拉唑注射剂、注射用白眉蛇毒血凝酶、注射用辅酶 A 等)安瓿的瓶塞经灭菌消毒后使用,适用于 10 号气切套管。10 号气切套管是将内套管放在套管里,把瓶塞塞紧即可(图 6-15)。

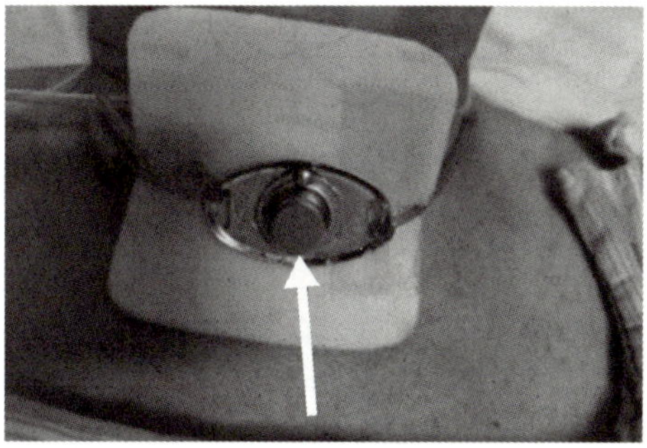

图 6-15　气管试堵管材料

(六)效果评价

(1)输液延长管加止血带固定气管切开外套管,不仅耗材低廉、操作便利,而且还能减少患者的不舒适感和感染途径,有效防止并发症的发生,促进患者康复。

(2)使用泡沫敷料,减少患者伤口周围皮肤出现并发症的可能性,并延长敷料使用时间,减少换药频率。

(3)气管切开雾化器所带的气管切开面罩材质柔软,边缘有像简易呼吸器罩一样的内翻边,可有效地防止痰液流淌;气管切开面罩两端的系带采用阔皮筋,可根据患者脖颈的粗细来调整;雾化形成的雾化颗粒在半球形混气室里与空气混合后进入人体,模拟了自然呼吸;双重旋转 360°,加有弯管、波纹管,雾化角度非常适宜,可使患者感觉更轻、更加舒适,并更易于使用;面罩设有二氧化碳出气口供呼气及抽痰使用,有效地防止了痰液喷溅造成的环境污染,减少了患者间的交叉感染。

(4)医用瓶塞取材方便,成本低,重量轻,易消毒,制作简单,可循环利用。气管堵管效果可靠,密闭性强,不存在掉入气管内的风险,避免了安全隐患,气管堵管后无微粒或纤维刺激呼吸道。瓶塞经过灭菌处理,减少感染机会,堵管顺利,提高出院拔管率。

(七)指标评价

1. 气管切开切口皮肤感染的发生率逐年下降　见图 6-16。

2. 气管切开患者出院时患者拔管成功率逐年升高　见图6-17。

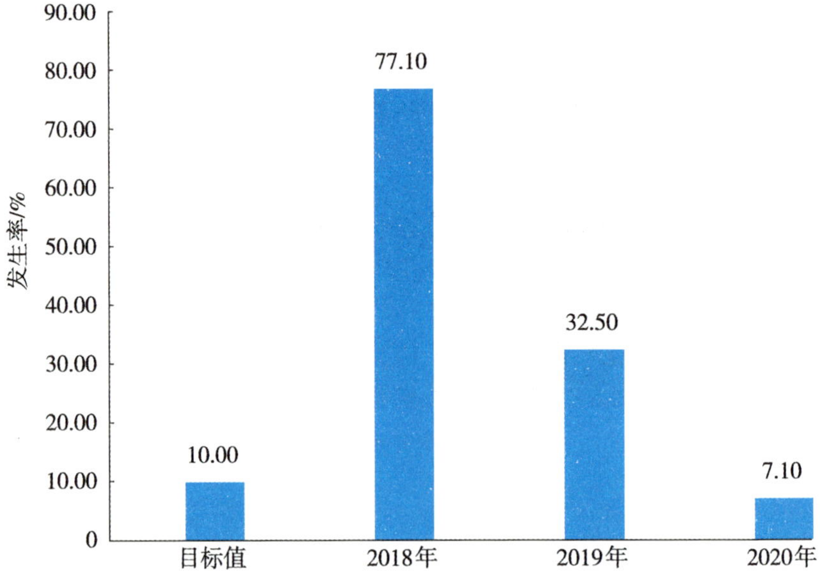

图6-16　气管切开切口皮肤感染的发生率

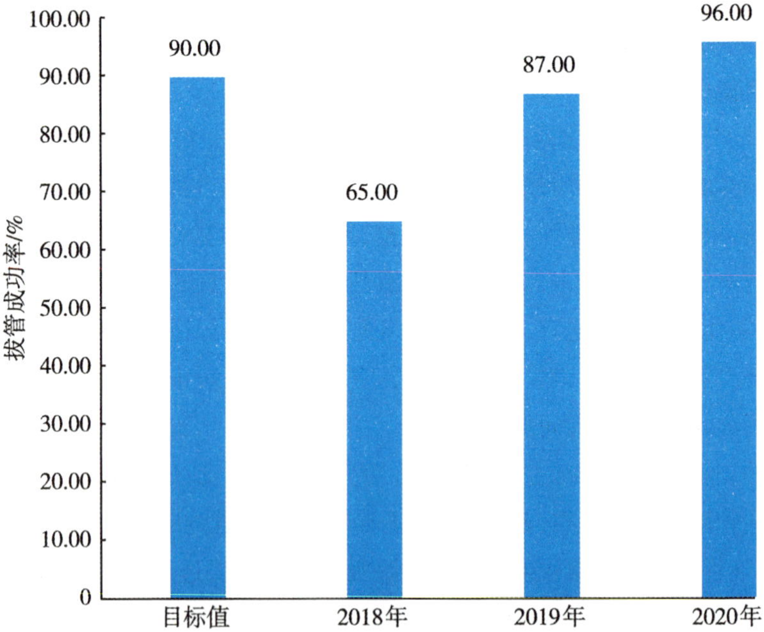

图6-17　气管切开患者出院时患者拔管成功率

3. 气管切开患者住院天数逐年下降　见图 6-18。

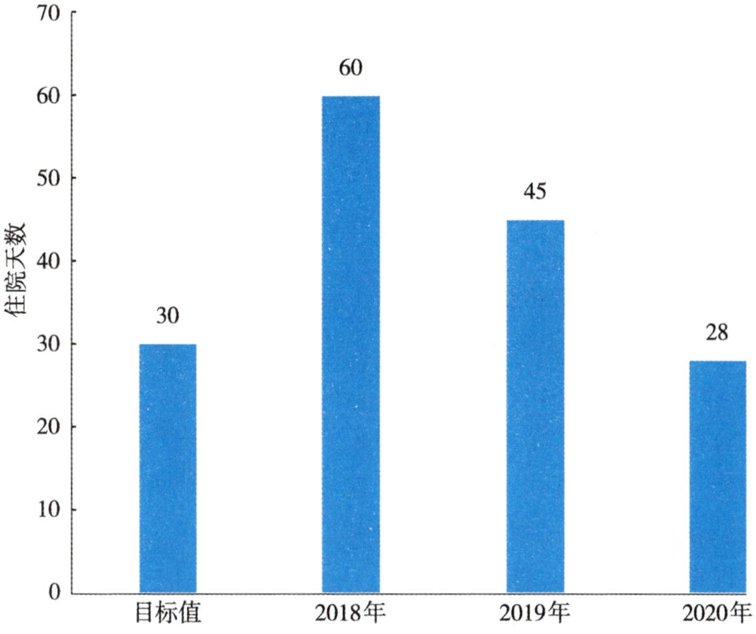

图 6-18　气管切开患者住院天数

案例二:心血管内科专科护理指标——抗凝剂皮下注射规范建立和实施

(一)项目背景

在心血管内科,低分子作为一种常用且必需的治疗药物,主要用于预防和治疗静脉血栓。尽管肝素应用于临床取得了良好的效果,但是也带来了很多不良反应,如出血、肝素引起的血小板减少症、过敏反应等。而低分子肝素具有注射吸收好、半衰期长、生物利用度高、出血副作用少、无须实验室监测等优点,其在临床的应用不断扩大,但是注射后形成的腹壁血肿、产生的疼痛及恐惧心理成为影响医患关系的一大诱因。

(二)项目目的

监测专科的护理质量指标,制定抗凝剂皮下注射护理规范,减轻皮下出血淤青率,降低患者注射后的疼痛度,提高患者满意度,提高患者对护理人员的信任度,促进医患和谐。

(三)制订计划

(1)查找出现皮下淤血的原因,从注射人员、注射部位、注射体位、注射角度、排气、注射速度、拔针方法、患者健康宣教等方面进行原因分析。

(2)制定抗凝剂皮下注射专科护理质量评价表(详见第五章第二节),按照日登记、周总结、月分析、季度反馈、年度汇报的方式开展专科质量改善工作。

(四)实施步骤

1.数据收集　每天由操作者登记注射患者的信息,包含有无注射前的宣教、有无遵守规范性的有效注射方法,注射后皮肤的观察、注射后的宣教以及第二次注射对前一次注射有无并发症的观察及记录。

2.患者知识宣教　注射前让患者取平卧屈膝舒适卧位,对患者详细解释说明低分子肝素的作用及注意事项,减轻患者的心理负担,使患者保持轻松的心态更易于进针,从而有效降低注射的并发症发生。注射完毕后,患者避免立即穿紧身裤,不可揉擦或热敷。

3.制定抗凝剂皮下注射操作规范及流程

(1)选用的配套针管内原有0.1毫升空气,注射时不用排气,注射时将针头向下,气泡会移动至药液上方,注射完毕后遗留的空气会填满针头和针管之间的空隙,不会进入体内。注射前在注射部位轻轻按摩,刺激毛细血管扩张,增加局部血液循环。

(2)选用的1毫升注射器配4.5号针头,先吸尽安瓿内的药液,再抽0.09~0.10毫升的空气,使留置的气泡量稍大于残留量才能使残留腔填满。然后注射器倒置,针头向下,使空气弹至药液上方,进针时不再排气,在药液全部注入后,最后注入残留腔的空气。

(3)注射部位的选择:以腹部作为皮下注射的首选部位,一般腹部脐周上下5厘米,左右10厘米为注射区域(避开脐周1~2厘米),注射时避开皮肤破损处、瘢痕组织,制作皮下注射抗凝剂腹部定位卡(图6-19),按照1~18的顺序进行轮换注射,减少皮下出血的发生率及出血的面积。

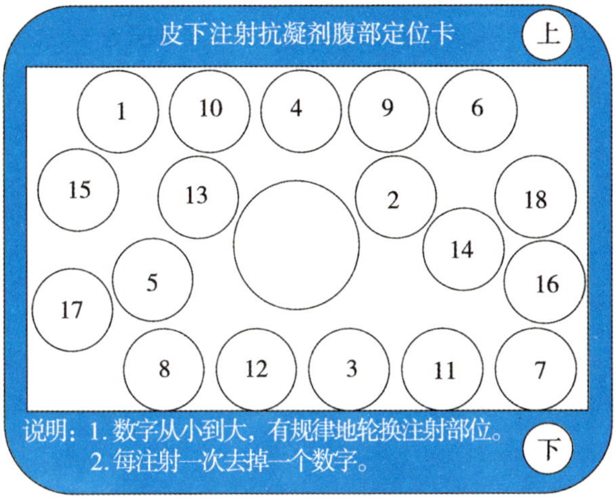

图 6-19 皮下注射抗凝剂腹部定位卡

(4)进针角度及捏皮方法：患者取平卧位或屈膝平卧位，用左手拇指和示指(或加上中指)将注射部位皮肤和皮下组织捏起形成皱褶，在皮褶顶部，针头应垂直并全部刺入患者腹壁，抽吸无回血后推注药液，注射时嘱患者屏住呼吸，拔针后患者再正常呼吸，将低分子肝素皮下注射时间持续至 30 秒，在整个注射过程中左手始终保持腹部皮肤皱褶(图 6-20)。

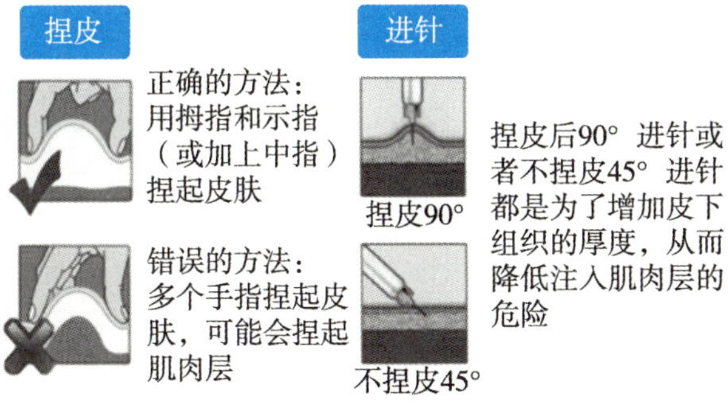

图 6-20 进针角度及捏皮方法

(5)按压的方法：①注射完毕停留 10 秒，右手回抽针栓，拔针，用干棉签按压，可使针尖药液全部滴入皮下，避免拔针时药液反流而刺激皮肤毛细血管引起出血。②有一些学者研究结果表明，拔针后用棉签按压，增加了药物对注射局部的刺激和挤压，如用力较大，易引起毛细血管壁破裂出血，形成局部淤血。注射时捏起皮肤形成皱褶，以使毛细血管弯曲，不易受到破坏，且垂直进针可减少组织损伤，再加上一次性预灌针剂的针头很细，拔针后不会引起皮肤表面出血，故无须棉签压迫。

（6）注射完毕是否按压这个问题还有待研究，对于凝血功能障碍者、使用1毫升注射器注射时应按压，以防引起皮下出血。

（五）项目成果

经过1年持续性护理质量评价监测，从理论知识的灌输、专科的培训、执行方案的摸索，到对实习生、规培生及新入职护士的严格带教，在大家多维度、强执行力的坚持下，我科患者抗凝剂皮下注射淤血发生率由24%降至5.3%，效果显著（图6-21）。

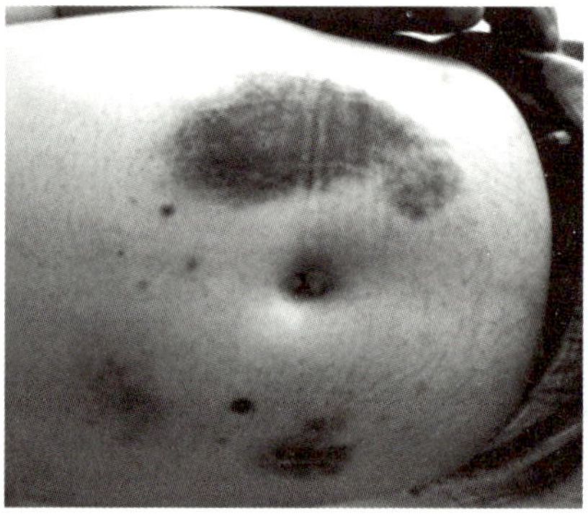

实施前

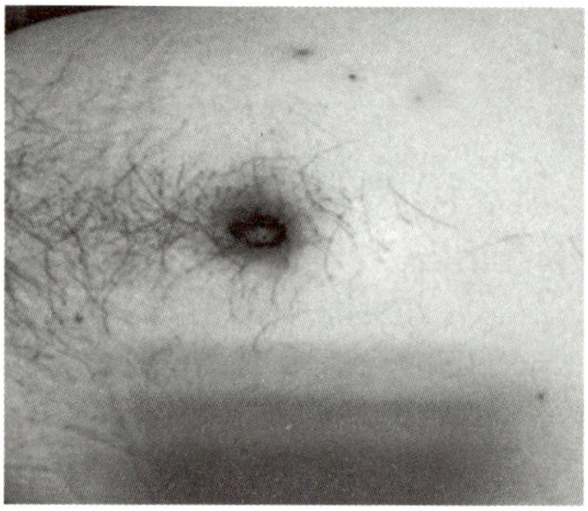

实施后

图6-21　抗凝剂皮下注射规范实施前后对比

（六）讨论

建立专科的护理质量监测指标，能有效促进护理质量的持续改进，提高临床的护理质量。它用于评价专科包括单病种的护理质量，具有专科特异性，其对护理专业内涵质量的促进作用优于通用护理质量指标。我科通过制定此项专科指标，不仅规范了皮下抗凝剂的注射方法和护理方法，降低了皮下淤血的发生率，而且规范了教学培训制度及专科操作流程，提高了护理人员专科技术及护理人员沟通宣教能力，增强了团队凝聚力，预防及减少了患者注射后并发症，提高了患者满意度。

案例三:基于临床实践的卒中相关性肺炎患者护理质量改善的项目

(一)项目背景

在急性脑卒中患者发病中,肺部感染是常见的并发症之一,卒中相关性肺炎是指脑卒中患者在原无肺部感染的基础上感染肺实质炎症,通常与患者发生脑卒中后产生机体的功能障碍具有密切的关系。据统计,卒中相关性肺炎的发生率为7%~22%,是导致卒中死亡和预后不良的重要危险因素之一,它会延缓脑卒中患者的神经功能恢复,严重者会增大患者的病死率,影响患者的预后,延长住院周期,并且会导致患者的住院费用明显增加,从而带来沉重的社会经济负担。

通过临床实践及查阅相关文献得知,吞咽障碍及长期卧床是引起卒中相关性肺炎的主要原因,患者发生急性脑卒中后吞咽障碍的发生率为37%~78%,在脑卒中早期发生吞咽障碍将会明显增加误吸及肺炎的风险。吞咽障碍是肺炎最常见的危险因素之一,也是致死的重要危险因素,因此,采取有效措施预防相关危险因素,以达到降低卒中相关性肺炎发生率的目的尤为重要。

(二)项目目的

吞咽困难是卒中患者常见的危险因素之一,对于卒中患者做好吞咽障碍的护理措施能够减少卒中相关性肺炎发生率。提高护士的专科技能及健康教育能力,改善卒中患者的治疗质量,降低卒中相关性肺炎的发生率,缩短患者的住院周期,提高康复预后质量,降低患者住院成本,提高其生存及生活质量,从而减轻社会经济负担,对提高患者住院满意度,提升医院整体品牌形象具有重要意义。

(三)管理路径

制定预防脑卒中后下肢深静脉血栓预防护理质量评价(详见第五章第二节),组成以卒中患者为中心,由护士长、卒中专科讨论小组及责任护士在内的核查闭环路径,通过集束化管理标准,采取相关措施改善具有卒中相关性肺炎患者的护理质量。

(四)选取纳排标准

调查对象为神经内三科2021年1—3月份被临床确诊为急性缺血性脑

卒中患者，因出血性卒中患者被要求绝对卧床，为了出血部位的吸收，利于日后的病情恢复，通常采取被迫体位，床头抬高范围为0°～30°，可允许其床上自行活动肢体，但限制患者自由活动，不可自行下床活动。

1. 纳入标准　选取的患者一般神志清，认知能力正常，可以进行正常沟通，愿意积极配合护理人员，并且家属已经同意签署同意书，进行过洼田饮水试验的吞咽功能评定且评定结果为2级及以上。

2. 排除标准　患有重要脏器疾病，无法正常沟通，意识不清，洼田饮水试验1级的患者。

（五）临床现状调研

1. 样本收集　调查2021年1—3月神经内三科卒中相关性肺炎的患者共102例，符合入组条件者12例，其中留置胃管者4例。

2. 影响因素分析　卒中相关性肺炎发生的根本原因是卒中后诱导机体产生免疫抑制，患者发生吞咽困难和咳嗽反射消失，导致肺通气不全，肺功能下降引起肺水肿，如果在此基础上发生胃内容物反流或者呼吸道分泌物误吸，就容易导致肺炎的发生。影响卒中相关性肺炎的因素较多，如食物形态、进食途径、进食体位、是否长期卧床及进食后是否进行彻底的口腔护理。

（1）食物形态：分为稀薄样、糖浆样、蜂蜜样、布丁样等，应根据患者的吞咽功能评定结果来具体选择，适合患者的吞咽能力但又不会导致其呛咳，对于吞咽障碍合并饮水呛咳的患者将会导致误吸风险增加。

（2）进食途径：可经口进食的患者进食时确保食物软烂，咀嚼速度要慢，将食物充分咀嚼咽下；留置胃管的患者要注意鼻饲注食护理，注食前首先确保胃管的位置。

（3）进食体位：喂食时患者的体位管理，如自由进食者一般取坐位或半坐卧位，禁止取仰卧位进食，采取侧方吞咽或点头式吞咽方式将食物咽下，肠内营养的患者通常取床头抬高至少30°，定时监测胃内容物的残留量，避免产生胃内容物潴留。

（4）长期卧床：长期卧床也会导致患者呼吸道分泌物增加，对于卒中患者的日常护理，尽量减少患者仰卧的时间，定时翻身拍背，指导其进行有效咳嗽、咳痰，保持呼吸道通畅，保证痰液的引流通畅，有效减少误吸的发生，但要避免在餐后立即进行，一般选择餐前或者餐后2小时操作。

（5）口腔护理：患者进食后进行正确有效的口腔护理，指导患者在不引起呛咳的情况下进行歪头式漱口，彻底清除食物残渣，减少口腔内食物残留，保持口腔清洁。

3. 存在的问题　在集束化管理标准的落实中，发现了一些不能落实集束化管理标准的问题，归纳总结有以下6项。

（1）患者及家属能够按照要求进行学习自我护理，可排除相关危险因素的发生，但是对卒中相关性肺炎知识的掌握表面化，并未深入了解。

（2）患者家属喂饭时床头抬高角度、一口进食量未掌握，能经口进食患者其家属不知晓食物放置的正确位置。

（3）急性卒中符合锻炼有效咳嗽的患者，责任护士指导其有效咳嗽的方式，患者不能有效掌握，家属辅助工作不到位。

（4）可经口进食的患者每次吞咽食物后知道做空吞咽动作，但不知晓点头样吞咽及侧方吞咽的方式。

（5）护士在患者床头做宣教时可能只是口头讲解，并未将实际运用教会患者及家属，产生一种空洞效应，只听未做、不实践。

（6）护士对卒中相关性肺炎的护理缺乏全面性，问卷调查相关知识掌握占60%，其中新护士占多数。

（六）改善措施

1. 患者方面　针对产生的各项问题，采取针对性改善措施，遵循“患者为主，护士、家属辅助”的原则，共同参与急性卒中患者的日常护理，一是患者主动学会自我护理，二是家属和护士两方面配合，护士把方法教给患者，让患者自己学习应用，家属在辅助的同时也要掌握相关要领，如患者吞咽功能训练、基础训练（口的训练、舌运动训练、直接进食训练、体位训练）/冰刺激/摄食训练，完善统一辅助用具，如勺子、床头量角器、叩背时手部的弯曲弧度等。

2. 护士方面　将卒中相关性肺炎的护理措施精细化，科室通过加强护士培训，进行相关知识考核，提升护士相关性肺炎的护理措施及核查内容的掌握情况，项目实施1年后，考核成绩达标率提高为95%；工作中还需加强核查力度，不断发现问题，改进问题，优化核查表的内容，完善标准化健康宣教，才能实现专科质量持续提升。

（七）体会

脑卒中发病率近年来日渐增高，卒中相关性肺炎的发生率也随之增加，致死率高，相关危险因素多。通过进行集束化管理，完善相关标准化健康宣教，才能有效降低卒中相关性肺炎的发生率，从而促进脑卒中患者的神经功能恢复，提高卒中患者的生活质量。提高护士的专科技能及健康教育能力，可有效改善卒中患者的治疗质量，降低卒中相关性肺炎的发生率，提高康复预后质量，降低患者住院成本，提高其生存及生活质量。

案例四：基于证据的脑卒中患者良肢位摆放质量改进项目

（一）实施背景

脑血管疾病（cerebrovascular disease，CVD）俗称脑卒中、脑中风，是由于脑部血管突然破裂和神经功能缺失所引起的急性脑血管疾病，同时因其高发率、高死亡率、高致残率等特性，给人类生存与健康带来严重的威胁。据2016年全球最新数据显示，心脑血管疾病已经成为世界范围内引起人类死亡及致残的主要原因之一。王拥军教授发布的《中国卒中报告2019》显示，2005—2018年，中国居民脑血管病粗死亡率总体呈缓慢上升趋势。在中国，每5位死亡者中至少有1人死于卒中，而我国作为人口大国，目前脑卒中患者约有1 300万，发病率高达1.82%，平均每年新增200万脑卒中患者，预计到2030年有将近400万人死于脑卒中，其已经成为我国第三大死亡因素，严重影响国民身心健康与社会稳定。

同时，脑卒中高致残率及高死亡率也给社会及家庭带来沉重的经济负担。研究显示，我国平均每位脑卒中患者住院费用为31 680.71元，而脑卒中后患者偏瘫的康复治疗成本更是给无数家庭带来沉重的疾病负担。因此，面对当前国内脑卒中患者日益严重的发病和患者偏瘫预后状况，开展有效的治疗及干预已迫在眉睫。

良肢位又被称为抗痉挛体位，是一种暂时性的治疗体位，其原理主要是通过静止性反射抑制和持久性控制痉挛来达到改善患者偏瘫肢体功能，促进患者预后的一种方式。研究表明，对脑卒中患者早期进行良肢位摆放可以有效促进其肌力恢复，改善肢体功能，进而减少患者后期护理成本。

神经内科护理人员作为卒中患者住院治疗中的全程参与者，其在患者康复治疗中具有重要的地位，而护理人员自身知识掌握程度与临床技术操作业务能力也对卒中患者的康复有着重要的促进作用，其良肢位知识掌握水平越高，执行度就越好。

（二）项目简介

本项目通过执行研究的方法，对“神经内科护士脑卒中患者良肢位摆放的认知”进行深入的研究，提出神经内科专科护理中存在的突出问题，分析其影响因素。经过文献查阅、专家函询、专科确认、资深护士及专科护士长的头脑风暴，提出整改措施，建立良肢位摆放标准，专业物品配置。结合临床实践并不断改进护理质量，达到防止压疮、肺部和泌尿系统感染、痉挛模式、肩关节脱位、肩手综合征的发生，促进运动功能的恢复，减少残障的发生，提高患者的生活、生命质量，为患者后期康复治疗打下良好的基础，不同程度降低患者致残率，为家庭和社会减轻负担，有效预防继发废用综合征、肌萎缩、关节挛缩、足内翻、肩关节半脱位等，为脑卒中患者高质量地实施良肢位摆放提供参考依据。

（三）项目实施

1. 项目详情及具体做法

（1）开始时间：本项目开始时间为2021年1月。

（2）提出神经内科专科突出问题：脑卒中患者对早期干预方法知识欠缺，对体位摆放的效果不清晰，护士良肢位摆放知识掌握程度较低。

（3）现况调研：对神经内科护士实施良肢位摆放质性研究，查检护士临床实施良肢位摆放存在的问题。

1）质性研究：通过对神经内科15名护理人员进行半结构式深入访谈，并对所得资料采用Colaizzi七步法进行整合分析，共提炼一级主题3个，二级主题8个。

主题一：良肢位摆放远期效果（降低卒中后并发症发生率，降低护理成本）。

主题二：影响良肢位摆放效果的障碍因素（患者及家属依从性较低，辅助支具不适宜、护士指导不明确）。

主题三：良肢位摆放开展建议（重视宣教、提高依从性，适当辅助支具，开展系统护理培训）。

2）临床现状调研：对不同层级护士良肢位摆放操作进行临床现状调研，共查检172人次，体位摆放中未涉及轮椅坐位。存在的主要问题有以下几点。①仰卧位：面部朝向患侧，患侧上臂放置外旋稍外展呈20°～40°，掌心向上，膝关节下垫三角枕，促使膝关节微屈曲、床铺平整。②患侧卧位：患臂前伸(与躯干呈90°),手指伸展,掌心向上,患侧踝关节屈曲90°,躯干稍向后旋转,患侧髋关节略后伸。③健侧卧位:患肩充分前伸,与躯干呈90°,患侧髋关节和膝关节前屈90°,放置在软枕上,胸前放一凹槽枕,患侧肘关节伸展,腕、指关节伸展放在枕上,头下软枕给予合适的高度(枕高应等于自身1/2肩宽),掌心向下。④床上坐位:患侧上肢放在床前桌上,背部用三角枕支撑好,保持躯干挺直,膝下垫一三角枕,患侧足跟放一棉垫,髋关节屈曲90°。

(4)纳排标准:通过文献查阅,确定脑卒中患者良肢位摆放纳排标准。

1)纳入标准:患者经CT或MRI检查符合确诊脑卒中后偏瘫诊断标准,偏瘫患肢肌力在Ⅱ级及Ⅱ级以下软瘫期(弛缓性瘫痪期);生命体征平稳;神志清醒,能够正常交流沟通;具有小学以上文化程度。

2)排除标准:生命体征不稳定的急危重症患者;意识障碍(嗜睡、昏睡、昏迷、意识模糊、谵妄、去皮质综合征、无动性缄默症、植物状态)的患者,骨折、帕金森、精神异常者;既往遗留肢体挛缩变形,处于肌肉痉挛期的患者;肌张力高(肌张力≥2级以上患者);拒绝或无法配合者。

(5)专家函询:咨询多个神经内科主任、医生,以及康复科医生、技师,神经内科护士长及专科护士。

(6)专科确认:每2周召开一次关于良肢位摆放质量改进推进会议,项目组成员全部参加,讨论开展过程中存在的问题及应对策略。

(7)标准建立:制定良肢位摆放技术操作及评价标准(详见第五章第二节)。

(8)配备项目:所需要的辅助用具,如翻身垫、抬高垫、测量尺等,拍摄良肢位摆放标准示意图及操作视频。

(9)临床实施:按照查检表内容进行临床效果评价,由科室护士长、质控护士或夜间值班高年资护士观察患者每次更换体位时方法是否正确,查检频率可以是每名患者每2小时查检1次,或者每日交接班时,交班者对接班者进行良肢位摆放评价。

(10)调整优化:将收集到的数据、资料进行整理分析,结合收集的问题,定期反馈,促进质量持续改进。

2. 实施效果

(1)仰卧位改善情况:面部朝向患侧提高29.41%;患侧上臂放置外旋稍外展呈20°~40°提高37.50%;掌心向上提高44.44%;膝关节下垫三角枕,

促使膝关节微屈曲提高 36.36%；床铺平整提高 25.00%。

(2)患侧卧位改善情况：患臂前伸，与躯干呈 90°提高 33.33%；手指伸展，掌心向上提高 32.08%；患侧踝关节屈曲 90°提高 31.91%；躯干稍向后旋转提高 37.78%；患侧髋关节略后伸提高 29.27%。

(3)健侧卧位改善情况：患肩充分前伸，与躯干呈 90°提高 40.43%；患侧髋关节和膝关节前屈 90°提高 40.54%；放置在软枕上提高 44.44%；胸前放一凹槽枕，患侧肘关节伸展，腕、指关节伸展放在枕上，头下软枕给予合适的高度(枕高应等于自身 1/2 肩宽)提高 47.06%；掌心向下提高 55.88%。

(4)床上坐位改善情况：患侧上肢放在床前桌上提高 75.56%；背部用三角枕支撑好提高 70.73%；保持躯干挺直、膝下垫一三角枕提高 62.50%；患侧足跟放一棉垫提高 48.72%；髋关节屈曲 90°提高 54.29%。

参考文献

[1]吴欣娟,王艳梅. 护理管理学[M]. 4 版. 北京:人民卫生出版社,2017.

[2]国家卫生计生委医院管理研究所护理中心,护理质量指标研发小组. 护理敏感质量指标实用手册(2016 版)[M]. 北京:人民卫生出版社,2016.

[3]简伟研,么莉. 质控工具在护理管理中的应用[M]. 北京:人民卫生出版社,2020.

[4]李环廷,魏丽丽,黄霞,等. 护理质量管理指标解读[M]. 北京:科学出版社,2019.

[5]李宁,黄伶智,赵丹,等. 专科护理质量评价体系的研究进展[J]. 护理研究,2017,31(13):1537-1540.

[6]蒲树英,蒋玮,李浪,等. 专科护理质量评价指标在康复医学科吞咽障碍病人管理中的应用[J]. 全科护理,2020,18(5):602-604.

[7]肖萍,彭小琼,邓丽君,等. 骨科护理质量敏感指标在专科护理持续质量改进的应用[J]. 护理学杂志,2020,35(9):54-56.

[8]高娟,李国宏. 肿瘤专科护理敏感质量指标的构建[J]. 解放军护理杂志,2018,35(21):62-66.

[9]周春秀,樊雪梅,朱珠,等. 江苏地区助产专科护理质量敏感指标的构建[J]. 中华现代护理杂志,2018,24(8):964-967.

[10]刘燕. 专科护理小组在护理质量管理中的实践[J]. 护理实践与研究,2018,15(1):118-119.

[11]李靖,李彦蓉,王庆珍. 神经科专科护理质量评价指标体系的初步构建[J]. 中华现代护理杂志,2019(24):3050-3053.

[12]赵诗雨,喻姣花. 专科护理质量敏感性指标研究进展[J]. 护理研究,2019,33(8):1342-1346.

[13]陈珺仪,席淑新,石美琴. 构建专科护理质量评价指标方法的研究进展[J]. 护理学杂志,2015,30(23):86-91.

[14]尹世玉,刘智勇,徐蓉,等. 专科护理质量指标信息系统的构建与应用[J]. 护理学杂志,2016,31(9):10-12.

[15]邢双双,顾则娟,尹祥广,等. 专科护理质量评价指标体系的构建现状及对其局限性的思考[J]. 中国护理管理,2017,17(6):827-831.

[16]张丽,李瑞英,王贺."四室一库一站"管理模式在创建标准化护理示范单元中的效果[J].成都医学院学报,2020,15(1):124-127.
[17]亢媛,黄福秀,亢君.标准化护理在消化内镜室护理质量管理中的应用效果[J].中华现代护理杂志,2016,22(15):2187-2189.
[18]弓宸,史润泽,康晓凤,等.电子健康档案中标准化护理术语的应用进展[J].中国实用护理杂志,2019,35(22):1757-1761.
[19]侯宇颖.护理类系统评价质量及报告规范认知程度的研究[D].兰州:兰州大学,2018.
[20]程超.ICU护理质量敏感性指标体系的构建[D].合肥:安徽医科大学,2018.
[21]刘懿婕,王硕.北京天坛医院国家临床重点专科持续改进医疗质量实践探讨[J].中国医院,2020,24(2):47-49.
[22]徐乐,陈飞,苏皖.大数据在医疗质量管理中的应用研究[J].中国卫生质量管理,2020,27(2):78-80,83.
[23]任红艳.河南省规范化癌痛护理质量评价体系的构建[D].郑州:郑州大学,2018.
[24]张海燕,吴志军,梁俊卿,等.护士执业环境测评量表的修订与信度效度评价[J].中国护理管理,2019,19(3):388-393.
[25]中国老年保健医学研究会老龄健康服务与环境化分会,《中国老年保健医学》杂志编辑委员会,北京小汤山康复医院.中国社区吞咽功能障碍康复护理与照护专家共识[J].中国老年保健医学,2019,17(4):7-15.
[26]孙丽凯,杨剑霞.吞咽功能评估障碍老年患者实施摄食管理的效果观察[J].中华现代护理杂志,2013(5):555-557.
[27]郭园丽,马珂珂,董小方,等.卒中后吞咽障碍患者卒中相关性肺炎预防的证据总结[J].中华护理教育,2021,18(3):253-259.
[28]王德生,苏庆杰,龙发青,等.急性脑卒中患者发生卒中相关性肺炎危险因素临床分析[J].中华肺部疾病杂志(电子版),2017,10(2):183-186.
[29]朱红芳,汤磊雯,贺晓莉,等.抗凝剂皮下注射护理规范的循证实践[J].中华护理杂志,2015,50(1):33-37.
[30]陈艳,徐明明,向素英,等.品管圈管理对皮下注射抗凝剂患者皮下出血的影响[J].护理实践与研究,2015,12(3):127-129.
[31]杨丽娜,戴茹,刘甜,等.护理敏感质量指标在ICU护理质量持续改进中

的应用[J]. 中国护理管理,2018,18(3):407-410.
[32]李智英,成守珍,吕林华,等. 护理质量敏感指标在优质护理评价及持续改进中的应用[J]. 中华护理杂志,2014,49(10):1168-1171.
[33]尚文涵,张海燕,吴志军,等. 以护理质量控制指标为指引促进医院感染管理持续改进[J]. 中国护理管理,2021,21(4):484-487.
[34]刘玉杰,张琦,张晓曼,等. 我国部分三级综合医院护理质量管理组织架构调查与分析[J]. 解放军护理杂志,2021,38(2):10-13.
[35]仓艳红,李霞,徐芳. 护理质量敏感指标评价与持续质量改进在全髋关节置换术患者中的应用[J]. 护理实践与研究,2020,17(24):81-83.
[36]颜琪,沈洪英,蒋凌艳. 护理质量敏感指标在神经外科防误吸管理持续改进中的应用效果[J]. 解放军护理杂志,2020,37(2):83-85.
[37]孙晓敏,汪虹,许方蕾. 护理敏感质量指标在护理持续质量改进中的应用效果[J]. 全科护理,2019,17(8):986-988.
[38]丁妍,余健,张柳燕,等. 心血管内科专科护理质量指标的构建研究[J]. 护士进修杂志,2017,32(17):1561-1564.
[39]宋雅玲,周文静. 心内科护理质量控制系的建立[J]. 护理研究,2011,25(27):2530-2531.
[40]陈树娣,李娟,黄思怡,等. 神经源性吞咽障碍病人专科护理质量评价指标体系的构建及应用研究[J]. 全科护理,2021,19(22):3054-3057.
[41]唐起岚,娄小平,王爱霞. 专科护理质量指标在神经内科吞咽障碍患者管理中的应用[J]. 护士进修杂志,2016,31(1):28-30.
[42]司晓娜,王贺,薛会元,等. 神经内科护士对脑卒中患者良肢位摆放认知的质性研究[J]. 河南医学研究,2021,30(24):4441-4445.
[43]王贺,侯晓丽,宋科,等. 全程健康教育联合风险管理在心血管内科护理管理中的应用[J]. 临床心身疾病杂志,2020,26(3):173-176.